아무도 죽지 않은 밤

White Hot Light
TWENTY-FIVE YEARS
IN EMERGENCY MEDICINE

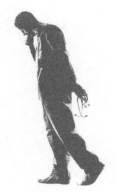

아무도 죽지 않은 밤

삶과 죽음의 경계에서 살아가는 한 응급실 의사의 투명한 시선

프랭크 하일러 지음 | 권혜림 옮김

지식서가

콜린에게

차례

1부

1부

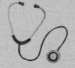

사람은
죽음이 자신을 마중하러 오기 전까지는
죽음을 맞이할 준비를 하지 않는다.

— 존 맥스웰 쿠체

소년

:

응급실로 실려 왔을 때, 그는 숨이 겨우 붙어 있었다. 10대 초반의 잘생긴 소년이었다. 신상에 대한 정보가 거의 없었기에 그 점이 제일 먼저 눈에 들어왔다. 우리는 갈색 피부에 호리호리한 소년의 옷을 즉시 벗겼고, 그는 조명 아래 가만히 누워 있었다.

총상 자체에서는 출혈이 없었지만, 작고 푸른 원, 뚫린 눈이 소년의 가슴에서 우리를 노려보고 있었다.

아들 생각이 났다. 곧바로 내 아들 생각이 났다.

젊은 외과 전문의는 일찍 도착해 있었다. 그는 마르고 탄탄한 체격에 야심이 있었으며, 훈련이 잘 되어 있었고 자신만만

하고 빨랐다. 그는 경제력과 품위가 있고, 마치 내가 누군지 모른다는 표정으로 나를 쳐다본다. 하지만 나는 신경 쓰지 않는다. 나 역시 관심 없으니까. 그는 예리하고 성실하고 민첩하다. 때로는 이런 면이 필요하다.

그는 소년을 살리려고 노력한다.

"언제부터 맥박이 없었습니까?" 그가 구급대원에게 물었다.

"들어오면서부터요." 구급대원이 대답했다.

그래서 그는 즉시, 어떤 것도 누구도 기다리지 않고 행동에 들어갔다. 그의 가차 없음에는 아름다움이 있었다.

· · ·

그는 한 발 앞으로 나와 피부에 아이오딘을 붓고 무균 장갑을 낀 뒤 오른손에 메스를 쥐고는, 흉골에서 침대 시트까지 단한 번의 스트로크로 소년의 왼쪽 가슴을 열었다. 메스는 손짓한번 하듯이 아주 쉽게 피부를 가른다.

"개흉술 트레이 열어요." 다른 이들이 도착하자 그가 어깨너머로 지시한다.

나는 그의 뒤에 서 있었다. 빛이 밝았고 조직을 비추었기 때문에 그가 뭘 하는지 정확히 볼 수 있었다.

피가 나지 않은 상처였다. 모세혈관에서 나온 작은 점들이 올라와 있어야 하는데 깨끗하고 건조했기에 알 수 있었다.

그는 침대 시트 옆에서 가위의 한쪽 날을 갈비뼈 사이 아래쪽으로 삽입했다. 그러고는 다시 손을 흉골 쪽으로 들어 올렸다. 가윗날에는 노란 지방 구슬 몇 개가 창백한 회색의 폐에 달라붙어 있었다.

그러던 중 트레이가 준비됐다. 그가 늑골견인기를 집어넣고 크랭크를 돌리자 소년의 갈비뼈가 꽃처럼 열렸다.

검은 피가 소년의 가슴에서 바닥으로 쏟아졌다.

· · ·

내가 젊고 학생이었을 때 지도교수의 연구실에 간 적이 있다. 그는 심장마비에 대한 기초연구를 하면서, 뇌가 몇 분 더 살아 있게 하는 방법을 찾고 있었다.

야망은 시간의 흐름에 매우 취약하다. 우리는 그것을 기억하고 여전히 느낄 수 있지만, 그때는 혈관에 주입해서 뇌 기능을 보존할 수 있는 해결책이 없었으며 심폐소생술cardiopulmonary resuscitation, CPR을 혁신적으로 수행하거나 기억 손상 없이 죽은 사람을 살리는 기술도 없었다. 대신 수십 마리의 개가 있었다.

개들은 임시보호소에서 데려왔고, 어렸다. 나이가 많은 개는 데이터를 왜곡할 수 있기 때문이다. 지도교수는 개들의 나이를 정확히 알지는 못했지만, 개에 대해 아는 사람이라면 거의 가깝게 추측할 수 있다.

목줄을 한 채 우리에서 꺼내진 개들은 실험실로 이송된다. 개들은 마치 수의사 앞에 있는 것처럼 두려움에 떨고 있었다.

개에게 정맥주사를 놓는 것은 인간에게 정맥주사를 놓는 것과 다르지 않다. 그의 대학원 조교가 주사를 꽂고 진정제를 주입했다.

몇 분 정도가 소요된다. 개의 움직임이 불안정해지고 마침내 축 늘어지면, 개를 실험대 위에 올리고는 전신마취제를 주사했다. 개의 코에 기다란 튜브를 부착하고 삽관한 뒤 심장 모니터를 부착했다. 그러고는 개를 바로 눕혀 가슴 털을 밀고 개흉술을 실시했다.

개의 가슴이 열리면 그들은 대동맥을 교차시켜 뇌로 가는 혈류를 막곤 했다. 그런 다음 측정이 시작됐다.

지도교수가 개들의 운명을 바꾸지는 않았다. 보호소에서 온 개들이었고, 어찌 됐든 결국 안락사되었을 것이다. 하지만 나는 이 일이 그를 괴롭힌다는 사실을 알 수 있었다. 그는 실험대 위에 오른 개들을 달래고, 부드럽게 말을 걸었다. 개들이 잠들기 전, 그 순간에 그는 인간처럼 보였다. 곧 자신이 하려는 일에 겸허해 보였다.

· · ·

젊은 외과의는 소년의 가슴에서 따뜻한 혈전을 몇 움큼씩 퍼내어 시트 위에 내려놓으며 작업을 이어갔다.

다른 사람들은 과정을 보기 위해 너도나도 내 주위로 모여들었고, 수술실의 모든 포커스는 수술용 조명이 비추는 빛줄기에 가 있었다. 소년은 우리가 현장을 지켜보는 동안 서서히 멀어져갔다.

"심장 적출"이라는 말과 함께 그는 마사지를 멈추고, 내부가 모두 비워져 분홍빛이 드러나고 고요해질 때까지 몇 움큼의 피를 더 꺼냈다. 소년의 심장과 폐와 늑막이 우리 앞에 놓여 있다. 모든 것이 깨끗하고 아름다워 보였다.

그때 그가 나를 놀라게 했다.

"일 분 동안 묵념의 시간을 갖겠습니다." 그는 이렇게 말하고 고개를 숙였다.

새로 생겨난 묵념의 시간. 현대적 의식이다. 젊은 외과의사들은 나이 든 의사들이 수술실을 나가는 와중에도 이 의식을 치른다.

그래서 모두가 하던 일을 멈췄다. 간호사들, 외상 팀, 할 일이 없어 구석에 서 있는 엑스선 기사.

잠시 모두가 조명 아래 조용히 서서 소년의 몸을 보았다. 아무도 소년의 사연을 몰랐고, 아무도 아무것도 몰랐지만, 순간 경건함이 흘렀고 모두가 그것을 느꼈다.

1분은 천천히 지나갈 수 있다. 1분이면 충분하다.

"좋습니다." 마침내 입을 뗀 젊은 외과의는 축 늘어진 심장을 들어 올려 손가락으로 총상을 가리키며 말을 잇는다. "총알이 여기 심실을 뚫고 대정맥까지 들어갔습니다. 생존하기 힘든 케이스죠."

이렇게 화제가 다시 총상으로 돌아왔고, 외과의는 수술대에서 한 발 물러 나와 레지던트들이 볼 수 있게 했다.

그들은 한 명 한 명 돌아가며 늘어진 심장과 구멍과 대정맥을 만져보았다. 해부가 완벽하게 이루어진, 막 꺼내 아직 온기가 남아 있는 심장을 이렇게 가까이에서 볼 수 있는 기회는 흔치 않으므로. 그 순간 그 개들에 대한 기억이 떠올랐다.

모두에게 순서가 돌아가고 내 차례가 왔을 때 나 역시 그렇게 했다. 반사적으로, 생각을 거치지 않고. 내가 레지던트였던 것은 25년 전이다. 하지만 그 순간 그런 건 다 잊었다. 내가 더이상 젊지 않다는 사실을 잊었고, 나 자신을 완전히 잊었다. 그저 총상을 보았고, 똑같은 호기심을 느꼈고, 끌렸다.

다른 이들과 마찬가지로 소년의 심장을 손에 쥐고, 총알이 지나간 자리를 더듬었다. 하지만 이것은 불가능한 친밀함이고, 완전히 벗어날 수 없다. 나는 전혀 벗어나지 못했다. 내 아래 놓인 그의 얼굴, 그 잘생긴 소년의 얼굴을 보았고, 갑자기 그것은 무서운 복수심으로 내게 다가왔다. 나는 내 아들을 생각했고, 아무 이유 없이 소년의 몸에 이런 짓을 한 내 또래의 낯선 남자를 생각했다.

집으로 돌아가는 차 안에서 나는 어린아이였다는 것 말고 그 소년에 대해 아는 것이 아무것도 없음을 떠올렸다.

우박

:

태아 모니터가 내는 소리는 멀리서 들려오는 파도 소리 같다. 산모에게 부착된 채 요란하게 쉬쉬거린다. 마이크가 민감하기 때문이다. 모든 움직임이 포효이고, 모든 병상 시트는 폭포다.

하지만 그 모든 것이 소음이다. 들으려고 귀 기울이는 소리는 한가운데서 온다. 아이의 심장이 내는 섬세한 소리, 위시위시. 소리는 마치 벌새처럼 희미하게 들렸다가 말았다가 하고, 다시 소리를 찾기 위해 한 번씩 모니터 스트랩 위치를 조정해야 한다.

엄마의 심장도 뛴다. 하지만 더 깊고 느리다. 들어보면 그 차이를 느낄 수 있다.

엄마의 심장소리 역시 소음이다. 두 손을 꼭 움켜쥐고 숨을 헐떡이며 땀을 흘린다. 이 모든 것이 나무 사이를 스치는 바람이다. 손바닥을 평평하게 펴고 대보자. 손 아래로 근육이 모아지고, 돌처럼 변한다.

아주 집중해서 들을 때에 그렇다. 아이의 심장은 너무 느리게 뛰거나, 느리게 뛰는 시간이 너무 길어지면 안 된다. 보통의 속도로 안정적으로 뛰어야 한다. 아무 문제 없이, 앞으로의 삶을 위한 준비가 되어 있는 것처럼.

하루 종일 듣고 있다가 보니 밤이 되었다. 거리의 헤드라이트 불빛이 창문을 통해 들어왔다.

어둠 속에서 모니터는 피곤한 밤 혼자 먼 거리를 운전하면서 라디오에서 나오는 잡음을 듣고 획획 지나가는 중앙선을 보는 것처럼, 일종의 주문처럼 음악적이고 리듬감 있게 들린다. 그것은 당신을 달래거나 위로하지 않는다. 당신을 계속 깨어 있게 하고 앞을 보게 한다. 당신은 또한 스스로의 인생에 대해, 가고 있는 길에 대해, 당신 옆에 있는 여자가 서 있는 길에 대해 생각한다. 그리고 어쩌다가 자연이 만들어내는 이 패턴에 홀리고 장악되었는지, 뭐가 뭔지도 전혀 모르는 채 미지의 세계로 빠져들어가면서, 결국 이것이 원래부터 나와 함께 했었다는 것을 깨닫게 된다.

출산은 남성에게 두려운 대상이다. 눈을 뜰 수 없을 정도의 고통은 두려움을 제쳐두곤 한다. 하지만 두려움도 끔찍한 것은 마찬가지다. 희망과 꿈, 집에서 기다리고 있는 방, 그리고 그토록 생생하면서도 영락없이 유령처럼 보였던 초음파 화면 속의 얼굴을 생각하면서 그 또한 견뎌낸다. 주변을 감싼 액체 위로 손이 떠오르고, 당신은 그 손가락들이 동그랗게 말리는 것을 본다.

그날 밤 그들은 애쓰지 않아도 소리가 들릴 정도로 모니터 볼륨을 낮추었다. 소리는 배경 속으로 서서히 멀어져갔다. 꾸준히, 끝없이.

나는 그녀 옆 간이침대에 누워 천장을 쳐다보면서 잠들지 못하고 깨어 있었다. 이런 식으로 세상의 일부가 되는 것이 나는 익숙지 않았다.

때때로 그녀도 잠을 잤고, 때로는 잠에서 깬 채로 누워 숨을 헐떡였다. 간호사가 들르기도 했고, 복도에서 문이 거칠게 열리고 닫히기도 했다. 우리 주변에 다른 사람들이 있었기 때문에 데스크에서 누군가 소리 내어 웃기도 했다.

내 옆에서 그녀의 고통은 주기적으로 계속되었다. 가쁜 숨의 파도가 더 빠르게 일다가 다시 느려졌다. 그녀는 울거나 나에게 의지하거나 나를 쫓아내지 않았다. 나는 그 방의 붙박이였으나, 목격자는 아니었다. 나의 작은 일부만이 목격자였고 그게 내가 기억하는 바이다.

그때 마취과 의사가 들어왔고, 조명이 켜졌다. 마법의 지팡이를 흔들어 약간의 자비를 베풀 시간이다.

"어떠세요? 진통이 좀 있으신가요?" 마취의가 물었다.

"네." 아내가 부드럽게 대답한다.

그렇게 나는 아내가 테이블 위 베개에 두 손을 얹고 똑바로 앉아 있는 모습을 지켜보았다. 아내의 등에 환한 조명이 비춰졌다. 나는 아내의 척추 끝부분을 볼 수 있었고, 아내가 몸을 앞으로 굽히고 머리를 숙이자 각각 뼈 사이의 공간이 벌어졌다. 마취의는 아내의 등 중앙에 아이오딘으로 완벽한 모양의 갈색 동그라미를 그렸다.

마취의는 안정적이었다. 그녀의 움직임은 능숙하고 서두름이 없었으며 정확했고, 나는 거기에서 그녀가 쌓아온 경험치를 볼 수 있었다. 그리고 그것은 나를 안심시켰다. 그녀는 바늘을 찔러 넣고 어머니의 목소리로 말했다.

그리고 그때 나는 마치 세상 제일 순수하고 가벼운 기름 같은, 유리처럼 투명한 척수액이 주사기로 빨려 들어가는 것을 보았다. 물과는 다른 액체인데, 주삿바늘에서 똑똑 떨어지고 또다시 주사기 안에 모여 떨어지려고 하는 것을 장갑 낀 손가락으로 느껴보면 차이를 알 수 있다.

그 후의 자세한 상황은 현재 내 기억 속에서 사라졌다. 지금 나에게 수술은 수술에 대한 생각만으로 남아 있다. 조명과 바늘, 수술 테이블 위의 하얀 트레이, 파란 멸균 천에 대한 불완전한 기억, 마취의가 마취를 끝내고 카테터가 경막외공간에 있고, 다음 수축이 시작되면서 리도카인이 들어가고 있었다.

리도카인은 은총이다. 사고를 다시 할 수 있게 하고 눈부신 빛을 어슴푸레하게 한다.

나는 마취의에게 고마움을 표한다. 그녀는 미소를 지어 보이고는 병실을 나갔다.

"콜라 마시고 싶어." 얼마 후, 아주 이른 아침 시간에 아내가 말했다.

나는 복도에서 애원하듯 간호사에게 물었다.

"그렇게 하세요." 그녀가 말했다. "몇 시간 걸릴 겁니다."

그래서 나는 병실을 나와 복도의 밝은 빛 속으로 걸어 들어갔고, 이상한 느낌을 받았다. 그리고 이렇게 두려워할 필요가 없다는 것을 알았다. 다 잘되리란 것을. 우리의 집이 우리를 기다리고 있고 방이 준비되어 있고 우리에겐 돈이 있고 직업이 있다는 것을. 미래가 다가왔고 오기를 잘했다는 것을.

나는 엘리베이터를 타고 병원 로비로 내려가 정문을 통해 야외로 나갔다. 그곳에는 코카콜라 자판기가 움푹 파인 벽면에 기댄 채 깜빡이고 있었다. 추위 속에서 화성처럼 붉게 빛났다. 추운 밤이었던 데다가 한 차례 비도 왔고, 재킷은 위층에 두고 온 터라 몸이 부들부들 떨렸지만, 나는 개의치 않았다. 1달러짜리 지폐를 자판기에 넣고 덜커덩 콜라가 떨어지는 소리를 듣던 때 그 자리에는 나 혼자였다. 문득 나 역시 목이 마르다는 것을 깨닫고 콜라를 하나 더 뽑았다.

바로 그때 우박이 내리기 시작했다. 뉴멕시코에서 이맘때쯤 가끔 그렇듯이, 우박이 난데없이 쏟아졌다. 아주 하얀 우박이 내 맨팔에 맞고 앞에 난 길 위로, 포장석과 난간 위로 튕겨 나갔다. 나는 잠시 벽감에 설치된 코카콜라 자판기 옆으로 피신했다. 자판기 옆 좁은 틈에 선 채 주변에서 요란스럽게 떨어지는 우박 소리를 들었고, 그것은 마치 성수태 고지(마리아에게 예수 잉태를 알린 것-옮긴이 주)처럼 느껴졌다. 하늘이 우리에게 중요한 의의를 열어주는 듯했다. 이런 상황에서는 그런 생각들을 하게 된다. 나의 고난은 곧 세상의 고난이며 내 운명은 중요한 의미를 지닌다. 내 아들과 아내, 남편 그리고 딸…. 그들은 창조에 영향을 미친다. 우리는 우리 앞에 놓인 패턴을 발견하고 그것이 무엇인지 직감하며, 그 안에 우리 자신을 둔다.

나는 더 잘 알고 있었다. 물론 더 잘 알았다. 하지만 그럼에도 나는 아름다움과 초월적인 목적을 지닌 그 우박을 바라보았고, 생각했다. 왠지 몰라도 이건 우리를 위한 거야.

늘 그렇듯 우박은 금방 그쳤고, 나는 얼음장처럼 차가운 콜라를 양손에 하나씩 들고 오들오들 떨면서 자판기를 떠났다. 머리카락은 젖었고, 셔츠를 통과하는 바람이 매서웠다. 그 어느 때보다 살아 있는 기분이 들었고 숨이 멎는 듯했으며 스스로가 한없이 작게 느껴졌다. 그렇게 나는 건물 안으로 돌아와 엘리베이터를 타고 복도를 따라 모니터 기계음이 다시 나를 맞이하는 병실로 들어갔다.

우리는 잠시 어둠 속에서 함께 콜라를 마셨다. 나는 얇은 흰 담요 한 장을 어깨에 둘렀다. 주삿바늘이 아내의 고통을 완화시켜 주었고, 아내는 이내 잠이 들었다.

아들은 아침에 태어났다.

전쟁

⋮

아버지가 오더니 나를 붙잡았다.

"또 토했어요." 의국에서 그가 말했다. 심각하고 핼쑥한 얼굴을 한 내 또래의 남자. 그의 아들은 몇 분 전 구급차에 실려 온 뒤 커튼으로 구분이 되어 있는 병상으로 이동되었다. 그의 차트가 이제 막 선반에 올려졌다.

내가 병실에 들어섰을 때, 그의 아들은 입에서 가슴까지 녹색 점액질을 늘어뜨린 채 들것 위에 반듯이 누워 있었다. 그는 두 눈을 뜨고 파란 눈알을 이리저리 굴렸다. 얼굴에는 표정이 없었다. 숨이 막혀 캑캑대며 몸부림을 치고 있어야 정상이었다. 그런데 그러는 대신, 그는 거기에 그냥 누워 있었다. 무력하고 공허하게.

"이라크에서 사제폭탄에 맞았어요." 아버지가 감정이 담기지 않은 목소리로 말했다. "뇌가 파편으로 가득합니다. 어제부터 구토를 하기 시작했어요. 내가 밤새 같이 있었습니다."

팔 근육이 두껍고 묵직했다. 여전히 해병의 몸이었다. 하지만 그가 다시 구토를 시작하자 분홍색 반달 모양의 개두술 흉터가 보였고, 한 입 가득 찬 액체가 턱을 타고 내려가 그의 가슴으로 떨어졌다.

경고음이 울리기 시작했다. 몇 초 만에 그의 입술이 파랗게 변했다.

나는 복도로 나와 간호사에게 도움을 요청한 뒤, 다시 환자 머리맡으로 뛰어가 들것에서 머리를 들어 올렸다. 그러고는 더 듬거리며 벽에 걸린 석션을 찾았다. 그의 몸이 들것에서 스르르 흘러내리기 시작했고, 나는 그의 머리를 똑바로 세우기 위해 자유로운 한쪽 손으로 머리카락을 한 움큼 잡았다. 흡인기가 쉬익 소리를 내며 작동했지만, 그의 이는 굳게 다물려 있었다. 그 사이로 카테터를 삽입할 수가 없었다. 경고음이 계속 울렸고 나는 소리쳐 다시 도움을 요청했다. 콧구멍으로 흡인을 시도했지만 카테터가 너무 컸다. 그래서 나는 하던 것을 멈추고 최대한 그를 일으켜 앉힌 뒤, 간호사들이 하나둘씩 도착하는 동안 그의 얼굴에 산소마스크를 대고 있었다. 그의 몸이 나에게 기대고 있을 때의 느낌을 기억한다. 고무 같고 서늘하던. 구토물 냄새가 사방에 풍겼다.

그를 소생실로 옮기는 동안, 나는 잠깐 떨어져 나와 그의 아버지와 이야기를 나누었다.

"할 수 있는 처치를 다 하기를 원하십니까?"

그 순간 처음으로, 그리고 유일하게 그의 얼굴에서 고통을 보았다.

"그렇겠죠. 아들이 돌아온 지 이제 두 달밖에 안 됐습니다."

그랬는데 이렇게 된 것이다. 이라크 어딘가에서, 길 위 또는 들판의 어딘가에서, 순찰 중이던 어딘가에서, 또는 군중 속 어딘가에서, 보이지 않는 손이 던진 주먹만 한 금속 덩어리, 파편으로 가득 찬 뇌. 아무 일도 일어나지 않았어야 할 평범한 어느 날, 이런 일이 일어났다. 몇 달 뒤, 그는 퍼플 하트 훈장(미국에서 전투 중 부상을 입은 군인에게 주는 훈장-옮긴이 주)을 달고 홀아버지가 있는 집으로 돌아왔다. 물론 이 사연에는 훨씬 더 많은 이야기가 있을 것이다. 하지만 나는 아무것도 알아내지 못했다.

환자의 아버지는 우리를 따라 복도로 나왔다. 하지만 나는 문턱에서 그에게 더 이상 따라오지 말고 상담실에서 기다리라고 부탁했다.

· · ·

수초간 우리는 백 밸브 마스크bag valve mask(수동식 심폐소생기.

자체 팽창하는 주머니가 붙은 환기 마스크로 일반적으로 앰부 백Ambu bag이라고도 한다-옮긴이 주)를 이용해 그가 호흡할 수 있도록 시도해 보았지만, 백에 압축을 줄 때마다 그의 폐로 더 많은 구토물이 들어갔다. 우리는 더 가느다란 카테터를 삽입해 코를 통해 다시 흡인을 해보았지만, 더 많은 양의 액체가 위에서 올라와 폐로 들어갔다. 그는 이를 악물고 있었다. 여전히 뜨여 있는 두 눈은 동공을 천천히 앞뒤로 굴리고 있었다. 다른 선택의 여지가 없었기에 우리는 약물들을 투여했다.

그 약물들은 무차별적이다. 신체의 모든 근육을 마비시킨다.

하지만 근육이 이완되고 그가 숨을 멈추자, 새로운 액체가 입으로 솟구쳐 올라왔다. 내가 흡인 카테터 하나를 잡고 있는 동안 레지던트가 다른 하나를 잡은 채 후두경 날을 환자의 치아 사이에 삽입하고 턱을 들어 올렸다.

어쩌다가 복부가 이 정도로 꽉 차게 됐을까? 그런 생각을 했던 기억이 난다. 당시 그는 마비 상태였고, 레지던트는 후두경 날로 보이지 않는 환자의 성대를 보려고 고군분투했지만 아무것도 보이지 않았다. 나는 그녀 옆에 서서 흡인을 하는 동시에 다른 한 손으로는 그의 목을 누르면서 식도 압박을 시도했다.

"성대가 보여요." 그녀가 다급하게 말했다. "튜브 주세요."

나는 계속 흡인하면서 그녀에게 튜브를 건넸다. 그녀가 튜브를 그의 입에 밀어넣는 짧은 순간, 나는 우리가 잘 넘겼다고 생각했다.

하지만 그의 심장은 모래 속 깊이 가라앉은 것처럼 느려졌고, 그러다가 멈추었다. 너무 오랜 시간, 혹은 딱 심장이 멈출 만큼의 시간 동안 산소가 공급되지 않았던 것이다.

잠시 후 나는 튜브가 그의 기도로 들어가는 것을 손가락을 통해 느낄 수 있었다.

"들어왔어요." 간호사가 커프(관내 튜브 끝에 얇은 고무주머니가 달려 있어 공기를 부풀게 할 수 있도록 한 것-옮긴이 주)를 부풀리며 말했고 우리는 백을 튜브에 장착한 뒤 그에게 산소를 주입하기 시작했다. 산소가 직접 그의 폐로 흘러들어갔다. 청진기를 대고 들으니 그 소리가 들렸다. 그러나 모니터에 깜박이는 심실파군은 폭이 넓고 속도가 느렸다, 마치 때늦게 든 생각들처럼.

그래서 코드블루 처치가 시작됐다. 에피네프린, 아트로핀, 흉부 압박. 더 많은 양의 에피네프린과 중탄산염. 처음 얼마간은 그가 돌아올 것이라고 기대했다. 그는 젊었고 튼튼한 심장을 갖고 있었기에. 경보가 울렸다. 튜브가 삽입됐다. 우리는 그에게 숨을 불어 넣으며 흉부를 압박했다. 알고리듬을 정확히 따랐다.

우리가 계속 처치를 하는 중에도, 뒤로 물러서서 지켜보는 중에도, 나는 이것이 그를 위한 최선임을 알았다. 그는 아무것도 몰랐고 아무도 몰랐다. 언젠가는 어찌할 바 없이 쇠약해지고 수축되겠지만, 아직 그렇지는 않았다. 아직 쪼글쪼글 시들고 앙상해지지 않았으며 인간의 모습을 잃지 않았다. 그의 몸은 마음을 따라잡지 않았다. 이두근에 새겨 있는 철조망 문신과 이제 쓸 곳이 없이 센 힘은 그를 젊고 강하며 거의 손상된 곳이 없는 듯 보이게 했다.

우리는 20분, 그러고는 또 30분 동안 계속 이어갔다. 소용없었다. 진작 그만뒀어야 했다.

마침내 나는 중단하라고 지시했고, 모두가 조용해졌다. 그는 파랗게 되어서는 죽은 채 가만히 누워 있었고, 두 팔은 들것 아래로 힘없이 툭 떨어져 있었다. 간호사는 모니터를 껐다.

. . .

나는 잠시 마음을 가다듬었다. 내가 이러는 일은 거의 없었다. 그의 남은 생은 우리의—나의—손에 달려 있었고, 그 사이로 너무 쉽게 빠져나갔다. 나는 더 잘 했어야 했다고 생각했다. 마취과 의사에게 연락을 하거나 코위관으로 위를 비워줬어야 했다고, 그렇게 했어야 했다고. 하지만 난 그러지 않았다. 간단히 말해 너무 늦게 도착한 것이다. 5분만 빨리 갔다면, 그가 살았을지도 모른다. 이렇게 될 것을 알고 있었지만, 끔찍하고 쓰라린 실패감이 여전히 나를 뚫고 지나가는 것을 느꼈다.

그의 아버지는 상담실에서 소식을 기다리며 혼자 앉아 있었다. 나는 마음을 가다듬고 그에게 가서 말을 전했다.

그는 우울한 안도감 같은 것이 깃든 표정으로 나를 올려다 보았다. 그는 내 노력에 감사를 표했다. 그리고 나의 사제 제의를 거절했다. 그는 침착했다. 떨고 있는 사람은 나였다. 나는 그에게 아들을 보겠느냐고 물었고 그는 고개를 저었다. 지칠 대로 지쳐 있었고, 오랜 시간 진실을 알고 있었기 때문이다.

그를 보면서, 나는 이것이 내 이야기가 아님을, 그것에 대해 내가 요구할 권리가 없음을 깨달았다. 하지만 어쩔 수 없다. 우리는 계속 다른 이들의 이야기 중 일부를 우리 자신의 것으로 만든다.

간호사들은 시신을 오염제거실로 옮겼고, 청소부는 바닥을 닦고, 기사들은 모든 장비를 제자리에 갖다 놓았다. 고작 몇 분 만에 아버지의 흔적도, 아들의 흔적도 보이지 않는다. 단지 빛나고 깨끗하고 준비된 소생실이 기다리고 있을 뿐이었다.

나는 결국 그의 이름을 알지 못했다.

착한 아들

:

"그 환자, 자기가 어떤 밴드에 있었는지 말 안 할 거야." 근무 교대를 하면서 그가 말했다. "간호사들은 큰 밴드였을 거라고 추측하고 있지만."

우리는 회진 중이었다. 내가 그의 환자들을 인계받는 상황이 었기에 대화는 거의 그가 주도했다. 2번 병상—초음파 결과를 기다리고 있는 중이고, 담석이 예상됨. 4번 병상—88세 여성, 폐렴으로 입원한 환자. 항생제는? 내가 물었다. 항생제 투여했 지. 기타 등등. 나는 걸으면서 클립보드에 메모를 했다.

6번 병상 커튼 앞에서 그는 멈춰 섰다.

"여기야." 그가 속삭였다. "이 환자는 아파서 입원해야 돼."

그러더니 원래 다른 환자들에게 하던 대로 계속 회진을 이어가는 대신, 그는 커튼을 걷었다.

"저 다음에 봐주실 선생님이십니다." 흰 가운을 입은 채, 그가 침대에 앉아 있는 사람에게 말했다. "소개해 드리고 싶었어요."

침대에 앉아 있는 사람은 황금빛 갈색으로 그을린 피부에 어깨까지 오는 금발과 꿰뚫어보는 듯한 파란 눈을 가지고 있었다. 그는 나를 올려다보고는 하얗고 완벽한 치아를 보이며 미소 지었다. 작은 남자. 그를 살펴보면서, 나는 그가 어린아이보다 그다지 크지 않다는 사실을 깨달았다. 짙푸른 빛의 홍채가 노란 바탕, 그러니까 눈의 흰자와 얼굴, 그리고 머리칼에서 툭 튀어 보였다. 나는 그의 목에서 맥박이 뛰는 것을 볼 수 있었다. 그는 뜨겁고 끈적거리는 여윈 손을 내밀었고 나는 그 손을 잡고 악수했다.

"반갑습니다." 내가 말했다. "필요한 것이 있으면 말씀해 주세요."

"고맙습니다." 그가 부드럽게 말했다. "얼음이 좀 있으면 좋을 거 같아요."

"알아내는 거 있으면 말해 줘." 문을 나서면서 동료 의사가 말했다.

몇 분 후, 나는 그에게 얼음 한 컵을 가져다줬다. 사소한 대화가 이어졌다. 기분이 어떻습니까? 이런 증상이 전부 언제 시작되었습니까? 예기치 않은 일이 발생할 경우 심폐 소생 처치를 원하십니까? 어느 밴드에 계셨었나요?

그는 눈길을 돌렸다.

"말씀드리고 싶지 않네요." 그가 말했다. "그래도 괜찮다면요. 오래전 일입니다."

"80년대요?"

마지못한 끄덕임. 잠시 시간이 흘렀다.

"그 대가를 지금 치르고 있지요." 그가 말했다.

"어떤 파트를 맡으셨나요?"

그 부분은 그냥 내버려둬야 한다는 걸 나는 알고 있었다.

"기타." 그가 말했다. "대체로 리듬이죠. 가끔은 리드도 하고요."

그에겐 약간의 억양이 있었다. 영국인 또는 호주인일 수 있다. 그의 목에서 맥박이 뛰었다. 고개를 돌리자 작은 다이아몬드 귀걸이가 조명에 반짝 빛났다.

그가 말을 하는 동안, 나는 어둠 속에서 라이터를 들고 있는 관중 앞에 조명을 받고 서 있는 이 사내의 모습을 쉽게 그릴 수 있었다. 그래서 나는 그가 아는 사람이 아니라는 것이 확실해질 때까지 오랫동안 그를 유심히 바라보았다.

· · ·

레지던트들은 대부분 80년대에 어렸었지만, 그들에게 물어는 봤다.

"저 사람 보이죠? 80년대 밴드 중에 어느 밴드 멤버였을까?"

그래서 그들은 한 명씩 지나가면서 무심한 듯 6번 병상 커튼 안을 힐끔 들여다보고는 갖가지 추측을 안고 크게 한 바퀴 돌아왔다.

내과 주치의도 곰곰이 생각을 해보았다.

"분명 컨트리 쪽은 아니야." 주치의가 응급실 건너편 침대에 있는 환자를 보며 말했다. "그렇다고 헤비메탈은 또 아니고. 내 생각엔 팝 록 같은데. 인터넷에 검색해 봤어?"

"저 환자 이름으로는 아무것도 안 떠." 내가 대답했다. "하지만 가명을 사용했을 수도 있지. 밴드에 대해서 이야기하고 싶어 하지 않기도 하고."

내과 주치의는 6번 병상에서 평소보다 훨씬 오래 머물러 있었다. 나는 그가 조심스럽게 한참 동안 질문하고 있는 것을 볼 수 있었다. 그가 그 환자와 악수를 하고 미소 지으면서 담당 레지던트에게 손짓하는 것을 보았다.

"알아냈어?" 그가 의국으로 돌아오자 내가 물었다.

"나한테도 말 안 할 거야." 그가 대답했다. "위층 간호사들이면 혹시 알아낼 수 있지 않을까? 알려줄게. 근데 낯이 좀 익은 거 같지 않아?"

. . .

나는 교대 근무를 하는 동안 여러 번 그를 들여다보았다. 그는 다른 환자들 사이에서 눈에 띄었다. 특별한 무언가가 있었다. 나는 그의 검사 결과를 찾아본 뒤 그 내용을 신중하게 컴퓨터에 입력했다. 그러고는 다시 내과 레지던트를 불러 그가 들어갈 자리가 언제 날지 물었다. 그는 기다리는 동안 식염수와 항생제를 맞으며 아무 불평 없이, 파랗고 노란 두 눈을 뜬 채 천장을 보며 가만히 누워 있었다.

　몇 시간 뒤 한 노파가 나타났다. 그녀는 침대 옆에 서서 그의 손을 잡고 있었다. 나는 커튼을 열고 들어갔을 때 노파가 거기에 있는 것을 보고 놀랐다. 나는 그녀에게 누구냐고 물었다.

　"이 환자 엄마예요." 그녀가 말했다.

　생각지도 못했다. 록 스타에게 엄마가 있을 거란 생각은 안 해봤다. 자식은 당연히 있겠지. 아주 많이. 근데 엄마는 아니지. 게다가 이렇게 나이가 많은, 두꺼운 안경을 쓰고 형광등 조명에 눈을 깜박거리면서 핸드백을 움켜쥐고 있는 노파는 절대 아니지. 키가 겨우 150센티미터 정도 되고 마른, 작은 체구의 여자였다. 그녀가 나를 올려다볼 때 두 사람이 닮았다고 느꼈다.

　"아, 그럼 잠시 저와 따로 말씀 좀 나눌 수 있을까요?" 내가 말했다.

　그녀는 아들의 손을 토닥이고는 나를 따라 복도로 나왔다.

　나는 늘 하는 질문들을 했다. 환자가 지금 술은 얼마나 마시는지, 혼자 사는지, 혹시 의사에게 말하지 않은 것이 있는지. 그리고 그가 어떤 밴드에 속해 있었는지 물었다.

그녀는 한숨을 쉬었다.

"오래전에 어떤 밴드에서 연주하긴 했었지요." 그녀가 대답했다. "하지만 유명한 록 스타는 전혀 아니었어요. 그냥 그렇게 얘기하고 다니는 걸 좋아합니다. 그러면 사람들이 자기한테 더 잘해준다고요."

"아드님 말이 사실이 아니라는 말씀인가요?"

"음…." 그녀가 아래를 쳐다보며 말했다. "과장을 하는 거지요."

"그럼 영국 출신도 아닌 거고요?"

그녀는 고개를 저었다. 그러고는 머뭇거리더니 말을 이었다.

"애는 착해요. 나한테는 항상 착한 아들이었습니다."

"죄송합니다." 정신을 다시 가다듬고 내가 말했다. 하지만 이미 늦었다. 배신당한 기분이 들었고, 그게 표정에 드러난 것 같았다.

. . .

물론 그것은 분명 그가 평생 바라던 꿈이었을 거다. 하지만 그런 생각은 나중에야 들었다.

"그 사람 록 스타 아니야." 나는 마침내 내과 레지던트에게 말했다. "사람들이 자기에게 더 잘 대해주니까 그냥 그렇게 말한 거라네."

"뭐, 효과는 있네요." 레지던트가 컴퓨터로 처방을 작성하다가 올려다보며 말했다 "그렇지 않나요?"

그는 우리를 잘 알고 있었다. 우리는 그에게 얼음을 가져다 주고, 그의 질문을 귀 기울여 들어주고 하나씩 차례로 답해 주었다. 여기 있는 내내 그 또한 주위에 누워 있거나 로비에서 기다리거나 들것에 실린 채 복도에 누워 있는 이들과 다를 게 없는, 똑같은 환자였음에도.

그러고 나서 내 근무시간은 끝났고, 이번엔 내가 교대할 다음 의사에게 공백 없이 바로 인계를 할 차례다.

"말기 간질환." 6번 병상 앞에 도착했을 때 내가 말했다. "이식 지원자는 아니고. 열성熱性. 내과로 입원."

"항생제는?" 그녀는 메모를 하며 물었다.

"항생제 투여함." 내가 말했다.

결혼식

∶

그녀의 얼굴은 이제 조금 희미해져서, 아주 또렷하게는 떠올릴 수가 없다. 나를 밀어내기 시작한 것은 그녀의 얼굴뿐이다. 왜일까, 나도 모르겠다. 어쩌면 외면하고 싶은 마음일지도.

나는 그녀의 얼굴보다 성격을 더 잘 기억한다.

학교는 일본에 있었다. 우리 부모님이 교사로 있고 나는 통학생으로 다녔던 기숙학교. 그녀는 기숙사에 살았다. 그녀의 아버지는 베이징에서 활동하는 미국인 기자였다. 당시 베이징에는 사립 고등학교가 없었다. 그래서 그녀 아버지는 그녀를 이 학교에 보냈다.

그녀는 매일 아침 등교 전에 콜라를 마셨다. 나는 기차역에서부터 운전기사가 흰 장갑을 끼고 있는 아주 멀끔한 택시를 타고 부모님, 남동생과 함께 도착했는데, 그때 그녀는 기숙사 앞에 있었다.

학교는 도시가 내려다보이는 언덕 높은 곳에 위치해 있었다. 나와 우리 가족은 흙으로 된 축구장을 지나고 기숙사를 지나 캠퍼스와 교실로 가는 계단을 올랐다. 일본의 아침, 우리가 지나갈 때면 그녀는 콜라를 홀짝이며 나에게 시선을 던지곤 했다. 공개적으로 가족 전체가 함께 같은 고등학교를 다니는 일은, 가족 한 명 없이 혼자 다니는 것만큼 쉽지 않다.

일본의 날씨와 바닷가 공기는 영국과 닮아 있다. 도시들은 회색 건물과 전선과 전신주로 가득해 녹색은 거의 찾아볼 수 없다. 나는 많은 시간 추위를 느꼈다. 학교에서도 춥고 집에서도 추웠다. 우리 집은 기차역 때문에 단열 처리가 안 되어 있고, 작은 마당과 다다미 바닥이 있었다. 겨울에 하는 목욕이나 샤워는 끔찍했다. 욕실은 얼음장같이 차갑고 수압은 약했다. 그래서 그 당시 나는 종종 씻지 않았고, 머리카락은 푸석하고 옷은 약간 해진 채로 다녔다. 하지만 기숙사에는 샤워 시설이 잘 되어 있어서, 그녀는 항상 깨끗하고 핑크빛이었으며, 짙은 색 머리카락에 갈색 눈동자를 가졌고 우월했다. 그리고 그런 모습으로 계단에 걸터앉아 등교하는 사람들을 관찰했다.

우리는 영어 우등반에 있었다. 담당 선생님은 독특하고 나이가 많았다(그때는 그렇다고 생각했다). 그녀는 우리가 『햄릿』을 소리 내어 읽고 그 부분을 연기하게 했다. 또 다른 영어 수업처럼 『톰 존스』의 서문을 건너뛰는 대신 읽도록 했다. 그녀는 우리에게 『모비 딕』에서 퀴퀘그의 관이 왜 화자를 살렸는지 물어봤다. 그녀는 우리에게 『바틀비 이야기』가 일본의 직업윤리와 매일 아침 기차를 가득 메우는 똑같은 양복들의 끝없는 행렬에 대해 어떤 이야기를 할 것 같은지 물었다. 그녀는 『고도를 기다리며』가 비과학적이라고 할 수 있는 이유에 대해 물었다. 그녀는 우리를 데리고 영문학과는 무관한 교토로 견학을 갔고, 구시가지에 있는 작은 식당에서 책상다리를 하고 바닥에 앉아 일본 전통 음식을 먹게 했다.

대학에 들어가는 일은 우리를 지치게 했다. 이 학교, 저 학교, 반짝이는 온갖 책자, 무성한 담쟁이덩굴로 덮인 건물들과 기쁨으로 빛나는 매력적인 얼굴들, 예리한 눈매의 교수들의 초상화와 그들이 가르친 도발적인 수업들.

이제 동문 소식지는 내가 어디를 가든 가는 곳마다 나를 따라다닌다. 꼭 닮은 얼굴들과 열정만큼 눈이 부신 미소, 모든 면에서 내가 학생이었을 때만큼 도발적인 교수들. 여전히 푸른 잔디와 떡 벌어진 떡갈나무, 역시나 진홍색으로 언덕을 물들인 가을의 색깔. 교회 첨탑도 그대로 있고, 명판에 영구히 새겨진 교훈校訓도 여전하다.

더 높이, 더 멀리 오르자
하늘을 목표로, 별을 목표로

그때 우리 둘은 열심히 공부했고, 책자 속의 대학들은 약속된 땅처럼 보였다. 탁월함을 주장하는 그 모든 말들, 이 얼마나 흥분되는가! 그리고 우리는 그 환상을 통째로 삼켰다.

그녀는 아이비리그 대학교를 선택했고, 나는 문과 대학을 선택했다. 그리고 한번은 모두가 술을 넘치게 마신 파티에서 잠시 키스를 하기도 했다. 우리가 미국 동부 해안 지역에서 각각 새로운 삶을 살기 위해 일본을 떠나기 며칠 전이었다.

우리는 집에서 멀리 떨어져 있어 외롭던, 대학 신입생 시절 가끔 전화로 이야기를 나눴고, 봄에 내가 그녀에게 한 번 가기도 했다. 하지만 나는 그녀를 친구로 생각하고 만나러 갔고, 친구로서 떠났다. 정말로 그녀를 친구 이상으로 생각해 본 적이 없었기 때문이다.

몇 달 전, 겨울방학 기간에 그녀는 남아프리카공화국으로 떠났고, 입에 다 익힐 정도로 그곳의 억양을 좋아했다. 나로 말할 것 같으면, 정치적 신념에 따라 반핵 슬로건이 새겨진 단추로 뒤덮인 청재킷을 바보 같으면서도 당당하게 입었다.

우리는 그렇게 어떤 척들—나의 우스꽝스러운 재킷과 심지어 더 우스꽝스러운 그녀의 억양—을 하면서, 인생의 빛이 될 것이라고 보장받은 일의 첫걸음을 떼는, 대학생들이 흔히 겪는 고통과 희망과 오만함으로 가득 차 있는 브라운대학교의 교정을 걸었다.

80년대는 조심성이 없고 거친 시대였다. 우리가 밤길을 걸어 그녀의 기숙사까지 가는 동안 차 한 대가 우리 옆에 서더니 차에 타고 있던 마을 사람들이 외설을 퍼부으며 빈 맥주병을 던지기 시작했다. 처음에는 무서웠지만, 그들은 취해 있었고 조준은 빗나갔다. 우리가 가로등 사이로 이어진 어두운 거리를 따라 달려갈 때 옆 건물 벽돌담에 유리잔이 맞아 깨지던 소리가 아직도 귓가에 선하다. 그들은 큰 소리로 고함을 지르며 멀어져갔다. 그녀는 가짜 남아프리카 억양으로 무언가를 말했고 우리는 소리 내어 웃기 시작했다.

늦은 밤 그녀의 룸메이트 침대에 누워 보이 조지가 부른 〈칼마 카멜레온Karma Chameleon〉—말이 안 되는 노래—을 들었던 기억이 난다. 라디오에서 그 노래가 나올 때마다 나는 그 주말에 대해, 그때 우리가 얼마나 젊고 들떠 있고 불안정했으며 얼마나 확신에 차 있고 또 두려워했는지, 다가올 몇 년에 대해 얼마나 취약했는지에 대해 생각한다. 흐리고 비가 오던 다음 날 어느 작은 식당에 가서 버터에 절은 블루베리 머핀을 먹으며 젖은 거리를 달리는 차들을 바라보던 것을 기억한다. 분명 버스를 타고 그녀를 보러 갔었을 것이다. 며칠이나 머물렀는지, 우리가 또 무엇을 했는지는 기억나지 않는다. 하지만 그 식당은 선명하게 기억한다. 안개가 자욱한 아침, 버터를 두른 채 테이블 위에서 반짝이는 블루베리 머핀, 그렇게나 많이 내리던 비.

. . .

그녀가 나에게 이메일을 보냈다. 그때까지 우리는 연락이 끊 겼었다. 나는 오랜 세월 그녀에게 연락을 하지 않았었다. 그녀 는 LA의 해변에서 있을 스물다섯 번째 고등학교 동창회를 준 비하고 있었다. 우리 반 친구 중 다수가 북미와 일본에 거주하 고 있었기 때문에 중간 지점으로 적절했다. 그녀는 학교를 통 해 내 주소를 받았다. 괜찮으면 나한테 전화 좀 해줘. 난 지금 캐 나다에서 살고 있어. 자신의 연락처와 함께 그녀는 이렇게 썼다. 나는 그녀가 흉내 내던 남아프리카 억양을 다시 떠올렸다.

그래서 나는 그 번호로 전화를 걸었다. 전화벨이 울릴 때 무 슨 말을 해야 할지, 그녀에게 지난 시간을 어떻게 요약해 줘야 할지 고민하면서 긴장했던 기억이 난다. 그 순간 왠지 우리가 서로 어색해하지 않을까 하는 생각이 들었다.

특정 나이가 되면, 재회는 특별한 의미를 갖게 된다. 5~10년 만의 재회는 진짜를 위한 준비운동에 지나지 않는다. 그런데 25년 만의 재회는 다른 문제이다. 삶에서 이미 많은 시간이 흘 렀고, 만약 당신이 냉정한 사람이라면, 자신이 아주 운이 좋거 나 아주 운이 나쁘지 않는 한 앞으로도 지금 서 있는 궤도를 따라가게 될 것임을 깨닫게 된다. 그 길은 닳고 닳아 대부분의 선택이 이루어졌고, 처음으로 그 길의 끝이 멀리서 모습을 드러내기 시작한다. 다시 옛 지인들을 만나고, 당신은 당신 자신의 이야기를, 그들은 그들 자신의 이야기를 한다.

이야기를 너무 진지하게 받아들인다면, 그런 이야기를 하는 일이 쉽지 않아진다. 우리는 이야기를 대수롭지 않게 넘기면서, 이야기를 하는 이들에게 눈을 굴리고 싶어 한다. 이를테면 별것 아닌 양 그저 웃어넘길 수 있다. 내가 이런저런 것들을 좀 했는데, 이 정도는 다 그냥 재미 삼아 하는 거잖아? 또는 성취감을 뽐낼 수도 있다. 인생은 스스로 만들어내는 거야. 난 괜찮게 해온 거 같아.

그러나 궁극적으로 과거에 대한 평가를 피할 수는 없다. 나이가 들면서 과거는 조각조각 떠올라, 스스로의 생각 속으로 쏟아져 들어가고, 때때로 우리의 모습을 들추어낸다. 그 조각들은 서로 맞지 않는다. 조각들은 합쳐지기를 거부하고, 튀어오르는 것은 명료함이 아니라 힘이다. 얼마 전까지만 해도 세상은 우리를 기다렸고, 우리의 임무는 할 수 있는 모든 노력을 다 끌어와 미래의 풍요 속으로 들어가는 것이었다. 지금도 우리는 별 의미 없는 듯 단순히 시작되고 멈추는 불규칙적인 선을 받아들이지 못한다.

· · ·

"하일러." 그녀는 발신자번호를 확인하고는 항상 그래왔듯이 장난 섞인 말투로 말했다.

그녀는 교수이자 고고학자였다. 전문 분야는 키프로스(지중해 동부의 섬, 공화국, 수도 니코시아-옮긴이 주)의 로마 정착촌이었다. 그녀는 처음이자 마지막으로 농담기를 뺀 목소리로 자신의 일을 사랑한다고 말했다. 그녀는 여름에 키프로스에 가는 것을, 그곳의 폐허와 발굴지에 가는 것을 좋아했고, 자신이 발굴한, 그리스도 시대 이후로 사용되지 않은 순금으로 된 금화를 좋아했다. 그녀는 화폐 연구가이자 동전학자였으며, 동전은 대부분 무덤에서 발견됐다.

콜라를 들고 기숙사 계단에 서 있던 소녀. 이것이 그 소녀의 길이었다. 이 얼마나 뜻밖인가. 실용성을 중시하는 세상이 경멸을 보내기에 딱 좋은 대상이 아닌가.

그런데 한편으로는 그녀가 하는 일의 순수성에 부러운 마음이 들었다. 무덤이란 결국 매력적이었다. 그 자체를 위한 지식, 현재 우리 삶에 정말이지 드물게 적용되는 지식. 무덤과 동전은 아주 많은 이야기를 담고 있다. 그리고 바로 우리 발밑에, 우리 발밑 땅속에는 아주 많은 세계가 존재했다.

나는 동창회에 가지 않았다. 변명의 여지가 없었다. 나는 외면한 것을 후회한다. 떠나간 모든 시간을 보고 싶어 하지 않은 것을 후회한다. 그녀는 이메일로 사진을 보내줬다. 그리고 그 사진들 속에는 그녀가 있었다. 갈색 생머리에 약간 들쭉날쭉한 이를 하고 선글라스를 낀 채 다른 친구들과 함께 LA의 부두에 서 있었다. 나이가 조금 더 들어 보였을 뿐, 그때 그 애였다.

그녀의 곁에는 연인이 있었는데, 우리 반 친구는 아니었다. 그는 몇 살 더 어렸고 그녀처럼 기숙사에 살았었다. 분명 수백 번은 지나쳤을 텐데, 그에 대해 조금도 기억이 나지 않았다. 그의 얼굴을 뚫어지게 들여다봤지만 누군지 전혀 알아볼 수가 없었다.

...

사랑하는 친구들에게. 그녀는 몇 달이 채 지나지 않아 자신의 주소록에 있는 모두에게 이메일을 보냈다. '나쁜 소식'이라는 제목으로. 난 급성림프구성백혈병을 진단받았어. 지금 치료를 시작하고 있고, 회복에 대해 낙관적이야. 많은 친구들과 가족과 연인에게 지지를 받고 있으니 난 축복받은 사람이지.

나는 화면에 뜬 그녀의 메시지를 보자마자 그녀가 캐나다로 돌아갔다는 것을 알았다. 그래서 몇 분을 가만히 앉아 있다가 수화기를 들고 그녀에게 전화를 걸었다.

급성림프구성백혈병은 어릴 때 발견하면 치유가 가능하지만, 성인의 경우에는 치명적이다. 그녀는 불행 복권에 당첨되었다. 그녀의 상황이 더 자세하게 드러나자 전달 내용은 더 암울해졌다. 세포 검사 결과는 좋지 않았다. 그런 진단을 받았을 때 현실적으로 바랄 수 있는 최선의 상황은 신의 은총을 몇 년 더 누리는 정도이다. 하지만 종양내과의들은 의사들이 항상 그렇듯이 확률은 반반이라는 희망 고문을 했다.

그래서 우리는 다시 주기적으로 대화를 나누기 시작했다. 나는 그녀가 아는 유일한 의사 친구였다. 어쩌면 나는 그녀의 생生과 사死 사이에 있는 완충제일 것이다.

"우리 일단 어떻게 되는지 지켜보자." 그날 통화에서 그녀는 이렇게 말했다. 우리 일단 어떻게 되는지 지켜보자. 마치 혼자가 아닌 것처럼, 한 발짝 물러서서 지켜볼 수 있는 것처럼. 그녀는 방금 인생 첫 번째 새 차로 혼다 시빅을 구매했는데, 《컨슈머리포트Consumer Reports》(미국의 비영리단체인 소비자협회Consumer Union가 발행하는 소비자 잡지-옮긴이 주)에 따르면 오래 탈 수 있는 차라고 했다. 일적인 면에서의 그녀의 삶은 책과 학생, 금화, 아름다운 빛과 친구들과 함께하는 저녁 식사가 있는 키프로스에서의 여름, 그리고 지중해 전역에 존재했다. 일적인 면에서의 내 삶은 자동차 사고와 총기 난사, 음주와 약물 과다 복용, 그리고 그 외에 응급실에 드리운 다양한 어둠 안에 존재했다. 나는 그녀가 겪어보지 않은 방식으로 무엇을 직면하고 있는지 알고 있었고, 우리의 목소리에서 그 차이를 알아챌 수 있었다.

몇 달 후, 상황을 더 잘 알게 된 그녀는 자신이 발굴한 해골들과 그것들이 보여주는 육체노동의 흔적에 대해 이야기했다. 이를테면 어부들의 고유한 특징인 손가락 부상과 무거운 그물, 푹 들어간 고관절에 생긴 마모 흔적 등에 대해서. 그녀는 때로 어떤 사람에 대해 꽤 많은 것을 알 수 있었으며 언젠가 누군가 그녀의 해골을 보게 된다면 그 또한 그럴 수 있을 것이라고 말했다.

나는 무덤에 있는 해골을 본 적이 없다. 그래서 그녀가 말한 이야기가 나에게 와 닿지 않았을 것이다. 하지만 그녀가 자신의 해골과 그것이 그녀에 대해 어떤 것을 드러낼지에 대해 이야기했을 때, 내 대답을 원했던 것은 아니라고 생각한다. 그녀는 자신의 생각에 목소리를 입히고, 그녀 자신과 스스로의 운명을 역사의 맥락에서, 이어지는 또 다른 인간의 이야기로서 바라보고 싶었던 것 같다. 마치 자신이 그 자체로서의 존재보다 더 크고 위대한 무언가의 일부인 것처럼.

나는 그 첫날 그녀에게 무슨 말을 해야 할지 몰랐다. 환자에게 이야기하는 것과, 나이도 같고 모든 면에서 동등한 옛 친구에게 이야기하는 것은 아주 다른 문제다. 내 심장은 목구멍에 걸려 있었고 눈에는 눈물이 차 있었는데, 익숙지 않은 느낌이었다.

나는 그녀에게 차도가 있을 것이라고 말했다.

그녀가 웃었다.

"일단 지켜봐야지." 그녀는 말했다.

· · ·

화학요법은 수백만 개의 암세포를 죽인다. 하지만 전부가 죽어야 하는데, 대개는 몇 개가 탈출한다. 살아남은 암세포들은 추후 화학요법에 저항할 가능성이 더 높다. 그들은 계속 분열

해서 예전보다 더 많은 수로, 더 강해져서 돌아온다.

그래서 생존율을 높이기 위한 가장 좋은 방법은 골수이식이다. 매우 많은 양의 화학요법이 들어가서, 빠르게 분열하는 모든 세포들을 죽이고 골수를 전멸시킨다.

그러고 나면 기증자의 새로운 골수가 혈류로 주입되고 마법처럼 뼈에 정착한다.

운이 아주 좋으면 이 프로토콜이 작동한다. 하지만 그것은 불에 그을린 땅이고, 당신을 죽음으로 몰아넣는다. 당신은 머리카락이 빠진다. 구토를 한다. 입안은 피나는 상처로 가득하다. 당분간 면역체계가 아주 없어지거나, 무해한 박테리아나 바이러스가 당신을 죽일 수 있다. 그래서 당신은 다른 생물에 너무 가까이 갈 수 없다. 꽃이나 풀, 아이들 주변에 있을 수 없다. 당신과 접촉하는 모든 사람은 장갑과 마스크를 끼고 가운을 입어야 한다. 당신은 이식이 제대로 이루어지기를 바라야 하며, 마치 재기를 기다리는 단 하나의 별처럼 남아 있는 백혈병세포가 없기를 희망해야 한다. 그렇게 당신은 고립된 채, 얼마나 힘든지 이해할 만한 사람이 거의 아무도 없을 정도로 지쳐 잠든다.

나는 의대생 시절부터 늘 굳게 문이 닫혀 있던 그 병동들의 침묵을 기억한다. 그리고 병원 그 어느 곳보다도 더 깊은 심연이 주는 특유의 감각을 기억한다. 그곳에선 모두가 기다리고 있었다. 골수가 이식되기를, 백혈구수가 증가하기를 기다리고 있었다.

그래서 몇 주 동안 그녀의 소식을 듣지 못했다. 그녀의 뼈
는 비어 있었고, 그녀의 혈관에는 그녀 오빠의 피가 흐르고 있
었다.

. . .

이식은 한동안 효과가 있었다. 이식을 하고 나면 보통 얼마
간은 차도가 있다. 한숨 돌리는 사이 그녀는 일상으로 돌아왔
고, 그녀의 남자 친구는 그녀에게 청혼을 했다.

나는 그를 잘 몰랐다. 그는 빈 도화지 같았다. 하지만 그녀를
향한 그의 사랑은 명백하게 알 수 있었다. 그는 그녀를 병원까
지 태워다 주고 태우러 오고, 그녀의 입이 온통 상처로 가득할
때면 아이스캔디와 스무디를 사다가 날랐으며, 암 투병에 관
한 이야기를 기록하는 그녀의 블로그에 용기를 북돋는 게시물
을 올렸다. 이런 것들은 현대사회의 새로운 의식 중 하나이다.
나는 그녀의 암 투병 블로그에 이메일을 보낸 적이 없지만, 휴
가 가서 들른 어느 프랑스 대성당에 그녀를 위한 촛불을 하나
켰다.

한번은 그녀에게 이 시련으로부터 배운 것이 있는지 물었다.
우리는 시련을 통해 결국에는 배우게 되는 것이 있다고 믿고
싶어 한다.

"아니." 그렇게 대답하고 그녀는 소리 내어 웃었다. "하나도

없어."

내가 듣고 싶었던 말이 아니었다. 그런 식의 고통은 분명 무언가 가르쳐주는 것이 있어야만 한다.

그녀는 차도를 보였고 가능성이 있다고 생각했다. 그것은 암이 유발하는 여러 공포 중 하나일 뿐이다. 마음을 부추겨 출구를 찾아 빠져나가려는 시도를 하게 두는 침묵. 한 페이지에 있는 검은 숫자들을 믿는 것은 어렵다. 특히 삶의 모든 평범하고 시시콜콜한 일들이 그대로 지속될 때는 훨씬 더 어려워진다. 성적을 매길 시험지와 연구실에서 만날 학생들. 그리고 준비할 결혼식.

결혼하기로 결정하면, 아마도 자신이 곧 죽게 된다는 사실을 믿기란 훨씬 더 힘들어질 것이다. 어쩌면 결국 그것이 결혼하려는 이유 중 하나일 수 있다. 또는 다른 종류의 진술일 수도, 일종의 저항일 수도 있다. 아니면 아마도 체념의 한 형태일 것이다. 아니면 완전히 다른 무언가일 수도 있다. 그녀는 자신이 아는 모든 사람에게 청첩장을 보냈다.

· · ·

그래서 나는 결혼식에 참석하기 위해 미국 뉴멕시코주에서 캐나다로 날아갔다. 시내에서 차를 빌려 어둠을 뚫고 결혼식 전날의 만찬이 열리는 호텔까지 운전했다. 가다가 길을 헤맸고 늦게 도착했다.

호텔은 크고 특징이 없이 천편일률적이었으며 실망스러웠다. 나는 잠시 로비를 방황하며 돌아다녔는데, 아는 사람을 아무도 못 만나서 결국 안내 데스크에 가서 물었다. 웨딩 파티 장소를 찾고 있는데요. 리허설 만찬이 있는 곳이요. 제가 제대로 찾아온 거면 좋겠네요.

나는 그들을 바에서 찾았다. 손에 술잔을 들고 서서 마시며 이야기하는, 수십 명의 낯선 얼굴들.

그리고 그녀가 있었다. 나는 그녀를 20년 넘게 만나지 못했다. 어렸을 때 이후로 그녀를 보지 못했었고, 그 당시 나에겐 수천 킬로미터 떨어진 곳에 아기 침대 안에 얌전히 들어가 있는 어린 아들이 있었다.

그녀는 주름 하나 지지 않고 변하지 않은 얼굴로 미소를 지으며 나에게 걸어오고 있었다. 그녀의 머리카락이 예전처럼 갈색으로 다시 자라 있었다. 하지만 그녀는 적어도 20킬로그램은 살이 쪘고, 프레드니손(부신피질 호르몬제-옮긴이 주) 때문에 부어 있었다. 내가 기억하는 육체를 또 다른 육체가 대신하고 있었다.

"하일러." 그녀가 짧게 포옹하면서 말했다. "와줘서 고마워."

그 순간 나는 얼마나 많은 시간이 흘렀는지 느낄 수 있었고, 불현듯 낯선 이들, 그녀가 어른이 되어 만난 친구들로 가득한 이 공간에서 내가 할 수 있는 역할의 한계를 깨달았다. 스스로가 침입자처럼 느껴졌고, 내가 그 먼 길을 너무 무리해서 온 것은 아닐까 하는 생각이 들었다.

나는 그녀에게 별거 아니라고, 진심으로 정말로 오고 싶었다고 말했다. 사실이었지만, 마음속 더 큰 이유는 참석하지 않은 사람이 되고 싶지 않아서였다.

"좋아 보이네." 내가 말했다.

그녀는 눈을 굴렸다.

지금까지 난 세월을 잘 빗겨갔다. 백발도 아니고, 몸무게도 변함이 없다. 내 나이는 가까이에서만 분명히 모습을 드러낸다. 까마귀 발 같은 눈가의 주름, 손의 피부.

"넌 완전 똑같다." 그녀가 말했다. "소름이야."

나는 잠시 머물면서 술을 두세 잔 마셨다. 일과 긴 비행, 어둠 속에서 호텔을 찾으려고 고군분투했던 것 때문에 피곤했다. 그녀는 가족 및 가까운 친구들과 저녁을 먹을 예정이었고, 나는 초대되지 않았다. 그리고 나는 내가 초대되지 않기를 바랐다는 사실을 깨달았다. 온라인으로 예약한 싸구려 호텔로 돌아가서 자고 싶었다.

. . .

결혼식은 아름다운 호텔에서 열렸다. 강이 대지를 흐르고, 소나무와 무성한 북방형 목초, 그리고 화강함 바위가 있었다. 파란 실타래가 나 있는 회색의 풍경. 식당에서는 진한 푸른색을 띠는 회색빛 물이 넘실넘실 바위 위로 흘러 물레방아를 찧기 위해 끓어오르는 것을 가만히 지켜볼 수 있다.

사람은 전날 밤보다 훨씬 더 많았다. 멀리서 온 사람은 나뿐이 아니었다. 제일 좋은 옷으로 잘 차려입고 영국, 키프로스, 캘리포니아, 일본 등지에서 온 하객들이 있었다. 몇몇 고등학교 동창들은 아내와 아이들을 데리고 왔다. 그리고 고등학교 영어 선생님이 계셨다.

그녀는 멋지고 건강하고 활기가 넘쳐 보였는데, 알루미늄 지팡이를 짚으며 산비탈을 오르는, 내가 떠올릴 수 있는 퇴직자의 모습이었다. 나에게 포옹을 하려고 활짝 웃으며 다가왔을 때, 그녀는 내 눈에 전혀 나이 들어 보이지 않았다. 많아봐야 건강한 70세였다. 내가 학생이었을 때 그녀는 40대였다. 내가 생각했던 방식으로는 전혀 나이가 들지 않았다.

영국인 목사가 결혼식 주례를 봤다. 신랑 가족은 한때 이 목사가 있는 교회의 신자였고 결혼식의 주례를 부탁했다. 그들은 상황을 설명했다. 그는 영국 교회에서 많은 행정적 책임을 지닌 높은 지위에 있지만, 그럼에도 대양을 가로질러 왔고, 주례비도 받지 않았다.

현악 사중주 연주가 시작됐다,

그녀는 오래된 롤스로이스를 타고 호텔로 오는 중이었는데, 늦었다. 몇 분이 지났고, 사람들이 자리를 옮기기 시작했다. 신랑은 정장을 입고 서서 기다렸다. 그는 손목의 시계를 보았다. 한 여자가 그에게 다가와 귀에 대고 속삭였다. 그런 뒤 신랑과 목사는 문간에서 몇 마디 말을 주고받았다. 목사는 고개를 끄덕이고는 연단으로 걸어갔다.

"차에 약간의 문제가 생긴 것 같습니다." 하객들이 조용해지자 그는 미소를 지으며 말했다. "롤스로이스니까, 당연히 고장이 난 것이지요. 하지만 몇 분 안에 도착할 예정이고, 우리는 시작을 하라고 전해 들었습니다."

그래서 그는 시작했다.

나 자신은 종교가 없지만, 불신자不信者들이 그렇듯 신실한 성도들이 부럽다. 그는 준비된 원고를 읽지 않았다. 대신 청중을 내다보며, 전혀 힘들이지 않은 것처럼 말했고, 노련함이 덜한 목사였다면 그랬을 법하게 첫 마디부터 진실을 둘러가지 않았다. 그러는 대신 그녀의 병에 대해 직접적으로 이야기했다. 이해를 할 수 없는 고통과 우리가 받아들인다면 공포와 어둠에서 나올 수 있는 은혜에 대해 이야기했다. 하나님으로부터 흘러나오는, 그 자체만으로도 불가사의한 고통을 견디게 해주는 서로에 대한 사랑이 가진 회복의 힘에 대해 이야기했다. 하지만 그는 우리가 선택을 해야 한다고 말했다. 믿음은 선물이 아니다. 믿음은 우리에게 달려 있다.

나는 이 메시지를 들은 적이 있었지만, 그럼에도 그 말씀은 위안이 되었고, 그는 최고의 연사만이 할 수 있는 주문을 걸었다. 그가 소곤거림과 침묵 속에서 말해지지 않고 있던 이야기를 정면으로 다룰 때, 자신의 신념에 정직한 신자라면 응당

그래야 하듯이, 믿음이 마주한 시련을 정면으로 인정했을 때, 나는 그의 말이 하객들 위로 내려앉는 것을 느낄 수 있었다. 그리고 그는 잠시 멀리 있는 이들에게, 심지어 나에게도, 성호를 그어주었다.

주례 설교가 막바지로 접어들 때, 그녀가 왔다.

. . .

결혼식 후 만찬에서 나는 영어 선생님과 유명 대학교의 고고학 교수 두 명—우아한 60대 부부—옆에 앉았다. 여자 교수는 한때 매우 아름다웠을 것이 분명했다. 그녀의 백발과 프랑스 억양은 아주 매력적이었다. 누가 어디에 있었는지 등에 대해 이야기하는 그들의 차분한 학문적 대화를 들으며 나는 저들의 세계는 저렇게 좁구나 하고 생각했다. 볼륨을 낮춘 라디오 소리처럼 편안하게 속삭이는 대화가 은 식기가 챙그랑 부딪히는 소리 너머로 들렸다.

영어 선생님은 그녀의 방식으로 모두에게 유쾌한 질문을 던지기 시작했다. 그녀는 머리를 새로 잘랐고, 약간 일본식인 듯한 옷을 입고 있었다. 나는 마치 처음인 것처럼, 새삼 그녀의 총명함을 보았다. 그녀의 미친 열정을 다시 보았다. 하지만 그 어떤 것보다도, 그녀가 가진 친절함을 보았고, 오랜 시간이 흐른 뒤 이렇게 그녀 옆자리에 앉아, 주문한 와인과 가자미 필레를 웨이터들이 가져다주는 동안 창밖으로 강물이 흐르는 것을 지켜보고 있자니 갑자기 기분이 좋다고 느껴졌다.

신랑과 신부는 하객실을 마주 보고 있는 테이블에 둘만 따로 앉아 있었다. 그녀는 흰 드레스를 입고 뒤로 넘긴 헤어스타일을 한 채 흐릿한 조명 아래서 그늘 진 얼굴로 잠시 심각하고 굳은 듯 보였다. 나는 그때까지 와인을 두어 잔 마신 상태였다.

"신부가 토가(고대 로마 시민이 입던 헐렁한 겉옷-옮긴이 주)를 입은 로마 황제 같네요." 내가 말했다.

영어 선생님은 소리 내 웃으며 대답했다. "네 말이 맞다. 진짜 그러네."

. . .

나는 캐나다에서 열린 결혼식에 참석하고 다음 날 집으로 날아왔다. 약 9킬로미터 아래로 중서부 어딘가의 들판에 난 기다란 격자무늬 수로가 하나씩 지나가는 것을 내려다본 기억이 난다. 나는 그녀를 다시 볼 수 없다는 사실을 알았고, 그녀도 그랬다. 하지만 그때쯤 그녀는 말없이 작별 인사 하는 일에 익숙해져 있었다. 그리고 아마도 그녀의 인생에서 나는 그저 이런저런 방식으로 거쳐 간 수많은 사람들 중 하나였을 것이다. 나는 그것을 이해했고, 우리는 둘 다 대수롭지 않게 받아들였다.

들판이 연달아 지나가는 것을 보면서 나는 무감각해지고 초연해지는 것을 느꼈고 피로해졌다. 이해가 될 만한 일이었다면 내가 이해를 못 한 것일 테고, 구원이 있다면 나를 빗겨간 것이리라. 결혼식, 만찬, 신랑의 사랑, 목사의 유창한 말, 영어 선생님의 친절, 하객들의 눈에 맺힌 눈물, 다 써버린 그 많은 돈, 무슨 말을 하고 무슨 행동을 하든 상관없이, 어떤 건배사가 오가고 어떤 감정이 촉발되는지 상관없이, 기다리고 있던 무덤. 모두가 자신에 대해, 취약함에 대해, 자신의 남편과 아내와 아이들에 대해, 그리고 희망이 끝나고 꿈이 끝날 때 밀려오는 감당하기 힘든 느낌에 대해 생각했다. 이 중 어느 것도 생각하기 쉽지 않지만, 생각하지 않을 수 없었다. 나는 결국 그렇게 멀리 날아갔다.

그녀가 이제 막 남편이 된 신랑과 춤을 추려고 자리에서 일어나고, 음악이 흘러나오자 하객들은 모두 조용해졌고 많은 사람들이 눈물을 흘렸다. 경건한 마음을 갖는 것이 우리가 할 수 있는 최선일 것이다. 그 경건함이란 그때도 지금도 얼마나 하찮게 느껴지는가.

암세포들은 몇 달 후 그 어느 때보다 강해져서 돌아왔다.

. . .

그녀가 말하기를, 그녀가 병동으로 돌아오는 것을 보고 몇몇 간호사들도 울고 있었다고 했다. 그녀의 피가 다시 차오르고 있었다. 간호사들은 이것이 어떤 의미인지 알고 있었고, 그래서 다시 온 그녀를 보고 운 것이다. 그리고 물론 그녀 또한 그들의 눈물이 무엇을 의미하는지 알고 있었다.

얼마 지나지 않아 나는 그녀와 마지막 대화를 나눴다. 그녀는 수화기를 들고 있기도 힘겨울 정도로 약해져서 집에 있는 침대에 누운 채 스피커폰으로 통화했다. 피를 흘리고 있었고, 그 피가 침대 시트와 커버를 적시고 있었다. 몇 시간마다 그녀의 남편이 시트를 갈곤 했다. 그녀는 나에게 이 사실을 명쾌하고 무덤덤하게 말했다. 그들 부부 집에는 시트가 부족해져서 더 사야 했다. 그녀의 말은 수신기의 잡음과 섞여 불분명하고 타닥거렸다. 하지만 그녀의 정신만큼은 명료했다. 그녀는 나에게 자신의 육체가 작동을 멈추고 있음을 느낄 수 있다고 말했다. 그녀는 자신이 떠나는 것을 지켜보고 있었다.

나는 무슨 일이 일어나고 있는지 정확히 알았다. 병원에서는 그녀에게 농축적혈구를 주입해 줄 수도 있었고, 혈소판을 주입해 줄 수도 있었다. 하지만 그런 처치가 의미가 없었기에 그렇게 하지 않았다. 대신 경구용 모르핀 한 병과 함께 그녀를 집으로 보냈다. 나는 그녀의 남편이 시트를 가는 모습을 떠올렸고, 시트에 스민 피가 바닥으로 뚝뚝 떨어지는 것을 상상했다. 나 또한 그런 것들을 다 봤기에. 나는 그녀가 누워 있는 방 아래, 지하에서 돌아가고 있을 세탁기를 상상했다.

내가 말을 더듬으며 적당한 말을 찾기 위해 애썼던 것이 생각난다. 무언가에 대한 용기, 이건 이해가 간다. 하지만 실체가 없는 것에 대한 용기, 용기 자체를 위한 용기는 받아들여지지가 않는다. 나는 그녀가 어떻게 그렇게 누워 있었는지 이해가 가지 않는다. 어떻게 그렇게나 명쾌하고 침착하게, 침대 시트가 자신의 피로 적셔지는 것을 보면서, 가족이 도착하길 기다리면서, 그렇게나 차분하게 한 명 한 명, 모든 친구에게 전화를 걸어 작별 인사를 할 수 있었는지.

다음 날 아침 나는 그녀에게 이메일을 보냈다. 할 수 있는 한 신중하게 생각을 정리하고 난 뒤, 내가 그녀의 품위 있고 우아한 성품과 용기를 얼마나 훌륭하다고 생각하는지 그녀에게 말했다. 물론 내가 어떤 생각을 했는지는 중요하지 않았고, 지금도 그렇지만, 아무 소용 없는 일이었다. 내가 예상했던 만큼 그녀가 약해져 있었기에 그녀에게서 답장이 올 것이라고는 기대하지 않았다. 하지만 몇 시간 후에 나는 답장을 받았다.

그녀는 이렇게 썼다.

이번 일을 통해 많이 도와주고, 귀를 빌려주고, 우리가 알고 지낸 오랜 세월 동안 좋은 친구가 되어줘서 고마워.

사랑을 담아,
다니엘

이틀 뒤 그녀는 세상을 떠났다.

. . .

그녀의 남편은 거의 곧바로 이메일을 보냈다. 그녀는 사랑하는 가족과 친구 들에게 둘러싸인 채 평온하게 세상을 떠났다. 그는 예의를 얹어 이야기했다. 마침내 그녀는 고통에서 벗어났다고. 그는 그녀와 자신의 가족, 그녀의 친구들에게 감사를 표했고, 그녀를 잘 보살펴준 담당 의사들과 간호사들에게 고마움을 전했다. 그는 배우자로서의 최선을 다했다.

하지만 나는 그 안에 내재한 슬픔의 깊이가 보였고, 그럼에도 모든 시련이 마침내 끝났을 때, 모든 것이 끝났을 때, 그가 느꼈을 안도감 또한 이해할 수 있었다. 그는 인간이 다른 누군가를 도울 수 있는 최선으로 그녀를 도왔다. 그러고는 텅 빈 집에 혼자 남아 우리 모두를 위해 작곡될 노래의 가사를 썼다. 그는 평온하게 나아갔다네, 그녀는 주님의 품으로 돌아갔다네, 그는 죽음 앞에 사랑하는 아내를 앞세우고, 그녀는 아들들과 딸들을 남기고 떠났네….

나는 내가 전혀 몰랐던 무명의 동창생, 정장을 입고 자신의 아버지를 들러리로 옆에 두고 목사가 주례사를 하는 동안 그녀를 기다리던, 롤스로이스가 연기를 내며 길가에 서 있을 때 기다리고 있던 그를 생각한다. 그리고 그녀가 얼굴이 붉어진 채 신부 들러리들과 함께 허둥지둥 뛰어 들어오던 모습을, 모두가 안도하던 모습을, 또 모두가 활짝 웃던 모습을 떠올린다. 혼인 예배가 시작되기 직전에 그녀가 살아 숨 쉬며 문간에 서서 하객을 바라보던 모습을 기억한다.

하느님

:

그는 중년의 학장이자 교수였고, 흑색종(피부암의 일종-옮긴이 주)은 그의 사타구니 림프절까지 퍼져 해초처럼 엉겨 붙어 있었다. 림프액이 고여서 벨트가 달린 바지를 입는 데 애를 먹었다. 그는 그날 오후에 참석해야 하는 위원회 회의가 있었고 편하게 앉을 수 있기를 원했다.

그는 나에게 바늘로 림프액을 빼내달라고 부탁했다. 나는 망설였지만, 그가 전에 다른 사람도 그렇게 했다고 말해서 그렇게 했다. 그의 사타구니 안쪽에 있는 덩어리에 바늘을 꽂았고, 노란 액체가 압력을 받고 튀어나왔다. 나는 그의 사타구니가 원래대로 편평해질 때까지 주사기를 몇 번에 걸쳐 채웠다.

그는 나에게 고맙다고, 실력이 좋다고 말하고는 다시 바지를 입었다. 그는 셔츠에 넥타이를 매고 있었으며, 학장이자 교수로 보였다. 나는 자리를 치우고 주사기와 거즈, 그리고 림프액이 가득 찬 주사기들을 버리면서, 한동안은 아무도 그의 비밀을 알아채지 못할 것임을 깨달았다.

대화 중에 그는 할 수 있는 한 오래 일할 것이라고, 자신을 내보내려면 관에 넣어서 데리고 나가야 할 것이라고 말했다.

. . .

그녀는 아직 마흔이 되지 않았고 학교로 돌아간 상태였다. 혼자 살았고, 보기엔 괜찮았지만, 사실 유방암으로 인한 뇌 전이가 있었다. 그녀는 발작 때문에 병원으로 이송됐다. 내가 보았을 때는 다시 정신이 든 상태였고, 자신이 어디에, 왜 있는지 알고 있었다. 이전에 발작을 일으킨 이력은 한 번도 없었다.

그녀는 나에게 계속 물었다. 이걸로 끝이라는 건가요? 얼마나 남았죠? 전화를 해야 할까요? 가족을 오라고 해야 할까요? 전화해야 하나요? 어떻게 해야 하죠?

그녀는 뇌로 전이된 것을 알았지만, 그동안 괜찮았다고 말했다.

나는 옆에서 같이 있어줄 사람이 있으면 당분간은 그녀가 괜찮을 거라고 생각했다. 그녀는 남자 친구에게 부탁할 것이라고 말했지만, 사실은 그들에게, 가족에게 전화를 하려고 생각하고 있었다. 그리고 나는 그녀에게 아마도 곧 도움이 필요한 상황이 올 것이라고 말했다. 그녀는 무미건조하게, 아무런 감정이 드러나지 않는 표정으로 고개를 끄덕였다.

. . .

그녀는 조용했고, 멕시코에서 왔으며, 자신의 가족에게 무엇이 문젠지 말하지 않았지만 그들은 미국에 살고 있었음에도 뭔가가 잘못되었음을 알았다. 그래서 그녀의 여동생이 멕시코로 가서 그녀를 데리고 다시 버스에 올랐다.

나는 가족을 병실에서 데리고 나와 간호사와 함께 서 있었다. 그녀가 아무도, 심지어 자기 여동생조차도 보는 것을 원치 않았기 때문이다. 그리고 우리는 그녀의 셔츠를 탈의하면서 그 이유를 알았다. 유방암이 가슴 절반을 잡아먹었고, 그 부분이 검고 악취를 풍겼기 때문이다. 나는 그녀가 모두에게 숨겨왔던 붉은 생종양을 통해 노출된 그녀의 갈비뼈를 볼 수 있었다.

"언니가 부끄럼을 많이 타요." 영어를 잘하고 그녀보다 훨씬 어린 여동생이 말했다. "언니는 늘 수줍음이 많은 성격이었죠."

. . .

그녀는 자신이 원래 애틀랜타 출신이지만, 한때 서부에 있었고 지금은 그곳이 고향처럼 느껴진다고 말했다. 난소에서 전이돼 어깨와 등의 피하 전체에 퍼진 암세포는 마치 수백 개의 조약돌처럼 느껴졌다. 나는 그녀에게 아프냐고 물어봤고 그녀는 전혀 아프지 않다고, 적어도 그 점은 감사하게 생각한다고 대답했다.

그녀는 모피 코트에 알 폭이 넓은 선글라스, 챙이 달린 모자를 쓰고 커다란 금 귀걸이를 한 채 여동생과 함께 무언가에 대해 소리 내 웃으며 그곳에 앉아 있었다. 그들은 둘 다 60대였지만 젊은 여자들처럼 폭발적이고 즐겁게 깔깔대며 웃었다.

. . .

그는 20대 초반이었고, 나는 지금껏 이런 것을 본 적이 없었다. 그의 목 림프절에 생긴 신경섬유종은 서서히 자라나는 덩굴처럼, 목이 허벅지처럼 단단하고 팽팽해져 천천히 숨을 조일 때까지 커지는 종양 덩어리이다. 나는 그에게 말을 걸지는 않았지만 그가 똑바로 앉아 숨을 쉬기 위해 목을 길게 빼고 있는 것을, 할 수 있는 일이 남지 않았음에도 호스피스에서 보내진 것을 보았다. 그는 말없이 천장을 빤히 올려다보았다.

. . .

피가 나고 검게 변한 유방, 위험할 정도는 아니지만 블라우스 몇 장을 적실 만큼 소동맥에서 흥건히 흘러나오는 선홍색 피. 나는 그녀가 대마 기름을 제외한 다른 치료는 일절 거부한 것을 기억한다. 그녀는 국경 근처 산속의 트레일러하우스에서 혼자 살았고, 종양이 커지고 있는 동안에도 치료를 거부하고 또 거부했다. 마침내 종양은 출혈하기 시작했고 그녀를 굴복시켰다. 그래서 그녀는 실버시티라는 작은 마을의 한 병원에서 앰뷸런스를 타고 이송되었다.

나는 조직에서 출혈소인자를 찾아내서 그 주변을 봉합하려고 해보았지만, 내가 상대하는 것은 사람의 살이 아니었다. 그것은 뼈다귀나 젖은 모래 같은 암이었고, 매듭마다 봉합이 당겨졌다. 암이 신경을 망가뜨렸기 때문에 그녀는 아무것도 느끼지 못했지만, 그로 인해 온 방이 악취로 가득했고, 피가 계속 흘렀다. 거즈로 계속 피를 닦아내고 의미 없는 봉합을 반복한 뒤 혈관을 찾아보았지만, 그 진창 속에서 아무것도 발견하지 못했다.

내가 처치를 하고 있을 때 그녀가 대마 기름에 대해서 이야기했다.

· · ·

그는 40대 조종사였고 척추에 성상세포종이 있었다. 다리 아래쪽 통증이 마침내 너무 심해졌다. 그는 땀을 흘리고 몸부림을 치며 누워 있었고 가족들을 쉬게 해줘야 한다고 내게 말했다. 하지만 그때 약이 효과를 보였고, 그는 다시 견딜 수 있었다. 그는 마음을 바꿔 집에 가고 싶어 했다.

그래서 우리는 비행에 대해 이야기를 조금 나눴다. 계기판이 꺼졌을 때 그가 어떻게 새 제트기 프로토타입을 운전해 전국을 가로질러 날았는지에 대해서 이야기했다. 하늘이 맑았고 그가 고도와 비행 속도와 방향을, 그리고 정말 필요한 게 뭔지 알았기에 그는 계속 비행을 할 수 있었다.

그가 절뚝거리며 나가면서 던진 감사의 손짓을 기억한다.

· · ·

그는 폐암과 폐렴이 있었고, 중성자수가 0이었다. 그의 아내는 그의 손을 잡고 두 사람이 지금까지 모든 걸 잘 헤쳐 나갔듯이 이번에도 그럴 것이라고 말했다. 그때 그가 호흡이 가빠지더니 숨을 헐떡거리기 시작했고, 나는 그의 아내에게 다시 한 번 물었다. 그들은 임상실험에 등록하려던 참이었다.

"희망은 언제나 있어요." 그녀가 말했다. "언제나. 선생님은 사람들의 희망을 빼앗으시면 안 됩니다. 그러지 마세요."

종양내과의들이 비록 그에게 사실을 말하지 않았지만, 우리는 그에게 삽관을 했고 그들이 하는 것처럼 임상실험을 실시했다. 지금 죽게 두느냐 며칠 후에 죽게 하느냐의 문제였는데, 나는 며칠 후를 선택했다. 그래야 했기 때문이다.

우리가 그를 중환자실로 데려갈 때, 그의 아내는 남편을 구해준 것에 감사를 표했고, 나는 그것을 기억한다.

· · ·

그는 당시 내 또래의 의대생이었고, 나는 혼자 근무하는 중이었다. 고환암은 치료가 가능하지만, 그의 경우는 달랐다. 그는 모든 것을 다 해보았지만, 거기서 그렇게, 들것 위에 몸을 웅크리고 앉아 거친 숨을 내쉬고 있었다. 그것만이 그가 숨을 쉴 수 있는 유일한 자세였기 때문이다.

그래서 나는 그가 그곳에 쭈그리고 앉아 있게 두었고, 그가 무릎을 꿇고 있는 동안 호흡치료를 하려고 했다. 그의 폐가 종양으로 가득 차 있었기 때문이다. 그는 할 수 있는 것은 다 하기를 원한다고 했다. 다 해주세요. 저를 포기하지 말아주세요, 제발. 그는 학교에서 그를 위한 자리를 마련해 두고 있다고 말했다.

· · ·

임시 병상에서 책을 읽고 있는 젊은 여성은 일상 백혈구수치가 돌아왔을 때 클리닉에서 보내졌다. 그녀는 상태가 괜찮아 보이기도 했다. 말초혈액이 터지고 백혈구수치가 12만이나 되는 사람처럼 보이지 않았다. 나는 커튼 틈으로 머리를 집어넣고 그녀에게 상태가 어떤지 물었고, 병상이 나기를 아직 기다리는 중이라고 이야기했다.

그녀는 떨리는 미소를 지으며 잠시 책을 내려놓았다. 눈물을 글썽거리지는 않았지만, 곧 그럴 것 같았다.

"중요한 날이네요." 그녀가 말했다.

· · ·

그녀를 언제 봤는지 기억도 안 나고, 그 후 몇 년이나 지났는지도 기억이 안 난다. 새 건물이었다는 건 안다. 복도를 따라 내려가는 내내 냄새가 났다.

그녀는 스물둘, 또는 스물셋이었다. 그녀는 아름다웠다. 그런 상황에서도 알 수 있었다. 그녀의 발은 검었고 악취를 풍기는 칸탈루프(껍질은 녹색에 과육은 오렌지색인 멜론-옮긴이 주) 크기의 불타는 듯한 살덩어리였는데, 마치 수성의 모습 같았다. 한때 발이었던 공의 표면에는 발가락의 흔적이 있었다.

그녀는 여호와의 증인이었기 때문에 외과의들이 발을 제거하는 것을 허용하지 않았다. 어쨌거나 계속 내원했지만, 골육종은 빠르게 모든 곳에 퍼져서 치료가 불가능했고, 나중에는 그녀가 이해하는 뭔가가 있기는 하다면, 여호와에 대해서는 뭘 이해하고 알고 있는지조차 확실하지 않았다.

그녀는 뼈가 앙상하고 수척한 모습으로 침대에 누워 있었고, 흉부 엑스레이에는 대포알 크기의 전이가 잇따라 보였다.

그녀는 임신 7개월이었다. 배 속 아기가 살아 있기에 배가 나머지 몸의 다른 부위에 비해 유난히 앞으로 불룩 나와 있었다.

그날 밤 나는 그녀에게 무슨 말을 해야 할지 몰랐다. 전혀 떠오르지가 않았다. 그래서 나는 그녀에게 아기에 대해 물었다.

"딸이래요." 그녀는 그렇게 말하고는 미소를 지었다.

모터사이클

:

그는 계속 꾸벅꾸벅 졸았다. 그들은 아주 서서히 죽어가기 때문에 우리는 커튼을 내리고 그를 유심히 지켜보았다. 그들은 심장이 계속 뛰는 동안에 미동도 없이 가만히 누워 퍼렇게 변한다. 그들의 심장은 혈중 산소를 다 써버린다. 산소가 없는 피는 파란색이다.

대부분의 죽음은 창백하다. 심장이 멈춘다고 퍼렇게 변하지는 않는다.

같은 이유로, 목을 매면 퍼렇게 변한다. 심장은 산소 없이도 얼마간은 뛴다.

익사하면 퍼렇게 변할 것이다. 청산가리와 같은 독극물을 마시는 경우도 마찬가지다.

하지만 이런 건 고통스럽고 무시무시한 방법이다. 헤로인은 무섭지 않다. 헤로인은 아무도 비명 지르지 않고 아무도 두려워하지 않는, 부드럽고 따뜻한 밤이다.

"낼럭손(모르핀 등의 마약에 대한 길항제拮抗劑−옮긴이 주) 투여할까요?" 간호사가 물었다.

나는 그를 바라보았다. 그는 여전히 숨을 쉬고 있었다. 화면상 수치는 괜찮았다.

"아뇨, 일단 지켜봅시다." 내가 말했다. 하지만 아슬아슬했다. 그는 벼랑 끝에 서 있었다.

· · ·

낼럭손은 몇 초 만에 당신을 각성시킨다. 이것은 마치 출산처럼 잔인하다. 쿵! 하면 당신은 어느새 조명 아래서 떨면서 거친 숨을 내쉬고 있다. 우리는 낼럭손으로 다른 어떤 약보다 더 많은 사람을 구한다.

오피오이드(아편과 비슷한 작용을 하는 합성 진통·마취제−옮긴이 주) 과다 복용으로 죽어가는 사람에게 투명한 액체 몇 방울을 투여한다. 그러면 죽어가는 것을 멈춘다. 이를 보며 우리는 생각을 하게 된다. 의식의 본질에 대해서 생각하게 된다. 자유 의지와 죽음에 대해서 생각을 하게 된다.

죽음의 문턱에서 돌아왔을 때, 그들은 알지 못한다. 위험을 느끼지 않는다. 차가운 숨결은 없었다. 공포는 추상적이다.

"어떻게 된 거죠?" 그들은 묻는다. "여기가 어딘가요?"

그래서 설명을 해준다. 그들이 어디서 발견됐는지 말해 준다. 지금 이 대화와 무덤 사이에는 고작 몇 분의 차이가 있었을 뿐이라고 이야기한다. 그런 표현을 쓰지는 않지만.

"투약해야 될 것 같아요." 잠시 후 간호사가 말했다. 나 또한 그를 지켜보고 있었다. 베개 위에 머리를 받치고 코밑에 연결된 은빛의 작은 산소 줄을 단 채 누워 있는.

"그럽시다." 내가 대답했다.

"포인트 포?"

나는 어깨를 으쓱했다. "그래요."

간호사는 약을 가지러 갔고, 나는 그녀가 오기를 기다렸다. 그리고 우리는 함께 병실로 갔다.

우리는 잠시 그곳에 서 있었다. 그녀의 판단이 옳았다. 그는 숨을 잘 쉬지 못했다.

그는 젊었고, 지쳐 있었다. 나는 그를 수천 번 보아왔다.

. . .

헤로인은 그만의 특징이 있다. 얼마 후 당신은 거리에서 그것을 발견하기 시작한다. 편의점 직원에게서, 이발소에 있는 얼굴들에서 그것이 보인다. 세차장에서도 보이고, 주 박람회에서도 보인다. 삶은 그것과 함께 계속된다. 사람들은 일하러 가고 자신만의 비밀과 축복받은 순간들을 안고 집에 돌아온다. 헤로인에게는 매력이 있기 때문이다.

그 매력이 발목을 잡는 것이다. 그 매력 때문에 혈관이 다 사라졌을 때 다리로 눈을 돌려 아무렇게나 바늘을 찔러 넣는 것이다. 그래서 훔치고 울고 스스로를 그토록 망가뜨리는 것이다.

간호사는 알코올 패드로 링거 포트를 닦았다. 구급대원들이 그를 발견했을 때 링거를 연결했다. 이는 그에게 아직 혈관이 있음을 의미한다. 그리고 링거를 꽂고 있다는 것은 안심할 만한 일이다. 링거는 대화의 수단이다. 링거는 이 세상과 저세상을 연결한다.

간호사는 낼럭손을 투약했다. 우리는 기다렸다. 수초가 지났다. 10초, 20초….

그때 약이 효과를 보였다. 그는 일어나 앉았다. 마치 죽었다 살아난 사람처럼. 그는 얼굴에 씌운 마스크를 잡아뗐다.

"뭐야, 젠장." 그는 숨을 헐떡이며 떨었다.

그래서 나는 그를 더 오래 지켜봐야 했다. 헤로인이 여전히 그의 몸 안을 돌고 있었다. 그는 낼럭손의 효력이 사라져도 죽지 않을 것임을 증명해야 했다.

· · ·

바람 한 점 없이 시원하고 화창한 날이었다. 나는 오토바이를 타고 사막의 흙길을 따라 내려가고 있었다. 산은 내 왼쪽에 있었다. 산쑥 지대와 텅 빈 사막은 오른쪽에 있었다. 수 킬로미터 떨어진 곳에서 육지를 이등분하는 주간 고속도로의 은색 선이 보였다.

오토바이를 타지 말았어야 했다. 나는 오토바이를 타기에는 너무 나이가 많았다. 하지만 오토바이는 중년 남성이 손목에 젊음의 힘이 들어가는 것을 느끼게 해준다. 핸들을 꺾으면 눈앞에 도로가 펼쳐지고, 바람이 불어오고, 당신은 가볍고 활기가 넘치는 기분을 다시 느낀다. 모든 오토바이는 빠르고 깔끔하고 아주 가볍기 때문이다. 모퉁이에서 핸들을 바깥쪽으로 휙 꺾으면 오토바이는 완벽하고 아름다운 각도로 기울어지고, 당신은 원하는 만큼 젊어질 수 있다.

어리석고 어리석은, 그 유혹. 당신은 주변에 도사린 위험을 느낄 수 있지만, 개의치 않는다.

나는 우연히 다른 남자들을 만났다. 그들은 무리 지어 사막을 달리고 있었다. 내 오토바이는 합법적으로 도로 주행이 가능하지만, 여기는 사막이고 고르지 못한 흙길에서 시속 40킬로미터로 달린다. 앞으로 몸을 기울이고 페그를 밟고 선다. 모래를 가르며 달리면 손목에 모터가 달린 듯하다. 잘 만들어진 기계라, 당신이 원하면 큰 소리로 포효하기도 하고, 그립이 좋으면 괴물처럼 언덕을 올라가기도 한다. 입김은 보이지만 옷을 입으면 따듯한 선선한 아침, 오토바이는 공회전을 하기도 한다. 바이저가 달린 헬멧은 모든 것을 멀어 보이게 한다. 그러면 당신은 익명이 된다. 누구든 될 수 있다.

흔한 이야기다. 앞서 달리는 다른 이들이 있는 상태에서 너무 빠른 속도로 달리다가 커브를 맞닥뜨리고 너무 큰 각도로 돌아 부드러운 지면으로 들어가면, 뒤 타이어가 미끄러져서 다시 딱딱한 지면에 닿는다.

나는 발을 땅에 내려놓았다. 그러지 말라고 배웠는데, 이건 반사 행동이다. 나는 발을 내려놓았고, 발목이 부러졌다. 오토바이는 자전거가 아니기 때문이다. 오토바이는 무게가 수백 킬로그램에 달한다.

나는 거의 아무것도 느끼지 못했다. 하지만 뒤 타이어가 다시 딱딱한 지면에 걸리자, 오토바이는 나를 위로 붕 날렸고, 나는 머리와 어깨로 땅바닥에 세게 떨어졌다. 헬멧이 제 역할을 해서 충격을 흡수하고 큰 부상을 막았지만, 발목이 부러졌다. 그리고 앞서가던 무리는 내가 넘어지는 것을 보지 못했기 때문에 나를 두고 계속 달렸다.

그래서 나는 그곳에서, 사막에서 혼자 절뚝거리며 선 채 그들이 작은 구슬처럼 멀리 사라지는 것을 바라봤다.

나는 오토바이를 들어 세웠다. 힘든 일이었다. 부러진 발목으로 서 있어야 했기 때문이다. 오토바이는 시동이 걸렸고, 나는 그것에 감사했다. 그렇게 나는 혼자서, 사막을 가로지르고 40킬로미터를 달려 집으로 돌아왔다.

. . .

한 여성이 거기 있었다. 40대였고 전문직 종사자처럼 옷을 입었다. 나는 그녀가 그의 어머니라는 것을 바로 알아봤다. 그녀는 병실 밖에 서 있었다. 핼쑥하고 지쳐 보였다.

나는 자리에서 일어나 그녀가 있는 쪽으로 걸어가서 내 소개를 했다. 그녀는 미소를 지어보려 애쓰며 나를 쳐다보려고 했다.

"애를 다시 중독치료센터에 보내려고요." 그녀가 말했다. "하지만 안 가려고 할 거예요."

그때 우리는 병실 문밖에 서 있었다. 그는 우리가 하는 말을 들을 수 없었다. 그녀는 휴대폰을 보고는, 나를 쳐다보았다.

"다시 일하러 가봐야 해서요." 그녀가 말했다. "어떻게 해야 할지 모르겠네요."

그녀는 애원하듯 나를 쳐다보았다.

"이렇게 된 지 얼마나 되었습니까?"

"처음엔 알약으로 시작했어요." 그녀가 말했다. "고등학교에서. 친구가 줬대요."

우리는 잠시 말이 없었다. 내가 아는 이야기다. 몇 번이고 이런 이야기를 들어왔다.

"제가 강요할 수는 없습니다." 내가 말했다. "성인이니까요."

그녀는 한숨을 쉬었다.

"항상 그렇게들 말씀하시죠." 그녀가 말했다. "근데 제가 어떻게 해야 하나요? 병원에 있게 할 순 없나요?"

"제가 얘기를 나눠볼 수는 있습니다. 여기서 두 시간 정도 더 지켜볼 수 있고요."

"다른 방법은 없는 건가요? 정말 없나요?"

나는 있다고 얘기하고 싶었다. 하지만 그건 사실이 아니었다. 성인인데 돈이 없으면, 할 수 있는 건 아무것도 없다.

"전 또다시 중독치료 비용을 댈 여유가 없어요." 그녀가 말했다. "너무 비싸잖아요. 애가 하나가 아니라서."

이 또한 사실이다. 중독치료센터는 가장 잔인한 산업 중 하나다. 중독치료센터는 시장이 받아들일 수 있는 금액을 요구한다. 보험은 보통 보장되지 않고, 대부분의 환자들이 보험이 없기도 하다. 사람들이 절박할 때, 시장은 많은 부분을 받아들일 것이다. 자식이나 형제자매를 사랑하면 사람들은 대출도 받는다.

. . .

나는 수술대 위에 누워 조명 아래서 눈을 깜박이고 있었다. 따뜻했다. 두렵지 않았다. 그들이 나를 밀어 넣기 전에 부드럽게 위로해 주었기 때문이다. 나는 추진력을 얻은 것처럼 느껴졌다. 마치 어린아이처럼 들려서 이송되는 걸 느꼈고 이제 선택의 여지가 없는 지점에 도달했음을 깨달았다.

정형외과의사들을 기억한다. 마취의 손에 들려 있던 프로포폴이 든 하얀 유리병과 그가 플런저를 누르는 것을 내가 얼마나 유심히 지켜보았는지를 기억한다. 순간 내가 팔에 흐르는 하얀 액체에 저항하고 있는 것처럼 느껴졌다. 약 10초 동안 손목이 타는 듯해서 경합이라도 벌이는 줄 알았다.

마취는 죽음을 경험하는 일이다. 말하자면, 결코 실재實在할 수 없는 경험이다. 부재不在는 부재를 생각하는 것이 아니다. 부재는 산 자를 경시하거나 수역에서 표류하는 것이 아니다. 생각하고 있을 때, 가능한 한 애써 집중하고 있을 때, 하얀 액체가 팔 안으로 흘러들어가는 것을 지켜보고 있을 때 그렇게 스쳐가는 것, 흔들려 떠내려가는 것은 세상에서 자신이 별개의 존재가 아님을 깨닫는 일이다. 당신은 세상의 일부다. 아주 연약하고 덧없는 존재다. 당신의 마음은 꽃이 세상의 일부인 것과 같이 세상을 구성하는 하나의 요소다. 꽃은 꽃잎을 열고 닫으면서 아무런 대답을 듣지 못한다.

. . .

나는 침대 옆에 앉아 그에게 말했다. 계속 이렇게 한다면 곧 죽을 겁니다. 이해하십니까? 어머니께서 여기 와 계세요. 근무 중에 오셔야 했죠. 당신은 아이가 아닙니다. 성인이죠. 당신 때문에 당신 어머니와 다른 가족들이 어떤 일을 겪어야 하는지 한번 보십시오. 당신이 허락하지 않기 때문에 가족들은 당신을 도와줄 수가 없어요. 지금 가족에게 상처를 주고 있는 겁니다. 어머니께 상처를 주고 있다고요. 스스로를 도와야만 합니다. 아직 젊잖아요. 앞날이 창창하다고요. 뭐 하고 있는 겁니까?

보통은 회한이 있다. 보통은 동의한다. 주의를 끌려는 거창한 말들이 도움이 될지 안 될지 모르겠다. 어느 정도는 내가 독백을 하고 있다는 걸 나도 안다. 하지만 말을 하지 않는 것은 더 냉담한 행동이다.

행복에 도취되어 있지도 침잠되어 있지도 않을 때, 세상은 다시 명징해진다. 다시 균형이 잡힌다. 하지만 그때 금단이 시작된다. 그것은 생각을 왜곡하고, 현재와 미래 사이에서의 투쟁이 다시 한 번 시작된다.

그는 나를 바라봤다. 그는 완전히 깨어 있었다.

"지금 가도 됩니까?" 그가 물었다.

· · ·

나는 집에서 내 방에 누워 있었다. 다리에는 깁스를 한 채. 창문 밖으로 파란 하늘과 태양이 보였다.

며칠간 발목에서 심장이 뛰는 걸 느낄 수 있었다. 하지만 참을 만한 고통이었다.

참을 만한 고통은 당신이 마음을 먹으면 이길 수 있는 싸움이다. 그리고 어떤 마음을 먹느냐가 스스로를 드러낸다.

나는 30알을 먹었다. 처음 다섯 알은 진통을 위해 먹었다.

나머지 25알은 은혜로운 신의 속삭임을 듣기 위해 먹었다. 더 먹으려면 아주 쉽게 그럴 수 있었을 것이다.

책 한 권을 들고 베개 위에 다리 한쪽을 얹은 채, 창으로 들어오는 햇살을 즐기며 누워 있는 것은 기분 좋은 일이었다. 책장을 천천히 넘기며 훑어보는 것은 정말 행복한 일이었다. 무게가 가벼워졌다. 햇살이 내 다리를 따듯하게 감쌌다. 앞에 펼쳐진 길이 보였다.

자비

:

　나는 벤과 함께 근무 중이었다. 레지던트들도 학생들도 없었다. 수요일에 우리 둘만 우리 구역에 있었다.

　벤은 수련의 과정을 막 끝낸 참이었다. 그는 똑똑하고 분별 있으며 자신을 신뢰했다. 그는 약점을 드러내지 않았다.

　벤과 같은 젊은이들에게 위험은 북극성이다. 그 안에서 영광을 찾고, 그에 맞게 행동을 취하고 세상을 바로잡을 수 있다.

　한번은 벤이 같이 스키를 타러 가자고 나를 설득한 적이 있다. 우리는 시즌 휴업한 산을 투어링 스키를 타고 누볐다. 그곳에는 아무도 없었다.

　높은 곳에서 뉴멕시코는 변화무쌍하다. 멀리서 사막이 빛나지만, 주변에는 향나무와 잣나무, 삼나무가 있다. 머리 위의 하늘은 완벽하고 빛나는 파란색이다.

텅 빈 스키장은 으스스한 분위기가 있다. 의자들은 리프트에 조용히 매달려 있다. 바람 없는 날, 태양은 눈 위에서 눈부시게 반짝인다.

우리는 아침나절에 출발해 스키를 타고 정상으로 이어지는 경사지를 곧장 따라 올라갔다.

벤은 한때 등산 가이드였다. 그는 파란 눈에 금발이며 유년 시절을 보낸 독일에서 온 지 얼마 안 되었다. 나는 그보다 스무 살이 더 많고 힘은 절반 정도 약하다. 나는 어쨌거나 그가 이걸로 경쟁을 하려고 들 것이라고 생각했다. 그렇게 하는 젊은 이들이 워낙 많으니까.

하지만 그는 전혀 그런 것이 없었다. 나는 이를 바로 알아차렸다.

. . .

우리 차례였다. 호출기가 울리면 짧은 메시지가 따라온다.

나는 그 메시지를 읽고 맥박이 빨라지는 것을 느꼈다. 이 일이 다시 일어나고 있었고, 그러지 않기를 바랐기 때문이다. 나는 지쳤고, 기운이 없었다. 다른 곳에 있고 싶었다.

몇 달 전, 벤은 내 레지던트였다. 이제 우리는 동등한 위치에서, 수술 준비를 하기 위해 긴 복도를 따라 처치실로 함께 걸어갔다.

"제가 하겠습니다." 그가 말했다.

나는 그가 하게 둘 수 있어 기뻤다. 오르락내리락하는 기복에 지쳐 있었고, 모든 극적인 일과 힘과 무가치함과 책임감 따위에 지쳐 있었다. 무거운 어깨 위 짐을 덜어 기꺼이 가볍게 하고 싶어진다면 인생의 어떤 지점에 도달했다는 뜻이리라. 나는 다른 의사들처럼 그 짐을 잘 지고 다니지는 않았지만, 그래도 항상 지고 다니기는 했다.

레지던트가 없는 아침―이런 아침을 원하는 주치의는 아무도 없다. 전보다 패턴이 더 잘 보이기는 하지만, 몇 년 동안 하지 않은 수술들도 있고 시간이 지남에 따라 손은 점점 녹슬기 마련이다.

일은 물론 사정을 봐주지 않는다.

다른 눈 두 개가 위로가 된다. 덜 외롭다.

"나도 있을게." 내가 말했다. "나를 네 레지던트라고 생각해."

그가 특유의 편안한 웃음을 터뜨렸다.

...

그 남자는 셔츠를 벗은 채 꼿꼿이 앉아 있었고, 플라스틱 마스크 안으로 숨을 헐떡일 때의 얼굴은 너무 창백해서 반투명해 보였다.

그의 배는 밀가루 색이었다. 배가 빵빵했고 둥글며 퉁퉁

했다. 오른쪽 위 코너, 간 위쪽에 빨간 양귀비 같은 총상이 하나 있었다.

노인이자 폐가 기능을 잃은 남성. 그가 숨을 헐떡이는, 계속 헐떡이는 모습에서 그 또한 알 수 있었다.

"저 환자 왜 똑바로 앉아 있지?" 벤이 물었다.

"반듯하게 누워 있을 수가 없어요." 구급대원이 대답했다. "척추가 나갔거든요."

간호사들은 양쪽에서 링거 바늘을 꽂기 시작했다.

"이런 거 필요 없다고." 그가 간호사들 뿌리치며 말했다. "난 끝났어."

"자해상입니다." 구급대원은 사과하듯이 말했다. "아셔야 할 것 같아서."

그때까지 우리 모두 그가 죽을 것임을 알고 있었다. 간 바로 위에 난 총상. 우리 눈앞에서 부풀어 오르는 배. 끔찍할 정도의 창백함. 그 표정. 가쁜 숨. 그의 나이와 노쇠함. 화면에 표시되는 숫자들.

"장치 두 개 준비해 주시고." 목소리를 약간 높이며 벤이 말했다. "레벨 1 준비합시다. 외상 팀은 어디 있습니까?"

아무도 대답하지 않았다.

"혈관을 더 잡읍시다." 벤이 더 차분하게 말했다. 그러고는 나를 힐끗 보며 빠르게 고개를 저었다. 나는 그것이 무슨 의미인지 알았다.

그 남자의 척추는 한 단짜리 칼슘 기둥이었다. 그의 척추뼈는 관절염으로 인해 수십 년 동안 하나로 합쳐 있었다. 그의 척추는 기형의 뿌리였고, 구부러지고 녹슨 채 엉켜 있는 쇠사슬이었다. 그는 가슴에서 머리를 들어 올리거나, 좌우로 돌아볼 수 없었다. 어깨는 뒤틀리고 굽어 있었다. 그 아래로 살기 어린 두 개의 총상이 있었다.

"난 아무것도 원치 않아!" 그가 팔을 들어 올리며 말했다. "날 좀 내버려둬, 죽게 내버려두라고."

"수혈합시다." 벤이 말했고, 우리는 그의 손목을 결박한 뒤, 그의 의사에 반해 얼음같이 차고 붉고 진한, 교차되지 않은 피를 매달았다.

그가 할 수 있는 일은 아무것도 없었다.

"나는 관절염을 앓고 있소." 그때 그가 나를 똑바로 쳐다보며 말했다. "관절염 있소?"

그래서 나는 처음으로 그에게 말을 걸었다. 그에게 진통제가 필요한지 물었다.

"관절염을 위한 진통제는 없지." 그가 말했다. 그리고 나는 그가 씁쓸하면서도 기쁨에 찬 미소를 짓고 있음을 깨달았다. "관절염을 위한 건 아무것도 없소이다."

나는 그가 정신이 또렷한 상태라는 사실을 알 수 있었다. 그가 자신이 뭘 했는지, 왜 했는지 정확히 알고 있음을 알았다.

"더 이상 조카딸을 힘들게 하지 않을 거요." 그가 말했다.

"그 애도 제 자식이 있잖아."

그는 순수했고, 후회하지 않았다.

. . .

그때 외상외과의가 그곳에 있었다. 그는 한동안 말없이 그 남자를 쳐다보았다.

그는 특이한 사람이고, 외과의이며, 앞에서는 공손하지만 뒤에서 무시하곤 한다. 세심하고 쾌활해 보이지만, 사실은 그렇지 않다. 실제로는 멀리 다른 데 가 있는 듯하고 점점 지쳐가고 있다. 현재의 순간에 들어왔다가 나갔다가 한다. 있다가 없다가 있기를 반복한다.

그는 과거에서 왔으며, 과거의 판단을 사용하는데, 이는 종종 현재의 판단보다 낫다. 그는 검사를 불신하고 그 너머를 본다. 언제나 침착하다. 마치 제아무리 많은 죽음도 그를 흔들지 못하는 것처럼.

그의 가정생활은 빈칸이다. 수술이 없다면 그는 생의 에너지가 없었을 것이다. 그와 같은 사람에게 수술은 곧 자유다.

하지만 그는 그때 온전히 존재했다. 그렇지 않기란 불가능했다.

"전 이 환자 수술하지 않겠습니다." 그가 말했다. 그는 훌륭한 외과의이기 때문이다.

. . .

이번만큼은, 사연이 중요했다.

그는 산소호흡기를 달고 있는 노인이었다. 그는 심한 류머티즘 관절염을 앓고 있었다. 그의 손은 뒤틀리고 구부러져 있었다. 그는 늘 고통 속에서 살았다. 그는 조카네 집 남는 방에서 조카와 함께 살았다. 그녀는 그와 그녀의 아이들을 돌보았다. 그는 기민했다. 자신이 무엇을 하고 있는지 잘 알고 있었다.

그는 몇 분 후 조카딸에 대해 이야기를 했다. 나는 그가 조카를 사랑한다는 것을 깨달았다. 그 사실을 아주 분명히 알 수 있었다.

나는 그가 했던 말을 정확하게 기억하려고 노력 중이다. 아주 애를 쓰고 있지만 도무지 떠오르지 않는다. 그래서 말의 요지를 위주로 전달해 보려고 한다. 이번 생은 글렀어. 난 얌전히 나가지 않을 거야. 분노를 품고 나갈 거야. 그리고 이 분노를 세상에 대항하는 무기로 쓸 거야.

그의 방에는 권총이 있었다. 어떻게 된 일인지, 그는 자신의 배에 총구를 겨누고 방아쇠를 당겼을 것이다.

왜 머리가 아니었을까? 나는 그때 생각했다. 그게 더 나았을 텐데. 아마 손 때문이었을 것이다.

· · ·

자살을 시도한 사람은 치료를 거부할 권리가 없다. 그것이 바로 벤이 맞닥뜨린 문제였다. 우리는 이미 그의 의사에 반해 그에게 수혈을 하고 있었다.

그래서 우리 셋은 의논을 했다. 바로 병실 문밖에서.

"이 환자, 인공호흡기 절대 못 뗄 겁니다." 외과의가 말했다. "수술을 버텨내지도 못 할 거고요. 전 고소당하는 건 상관없어요. 하지만 직무유기죄는 안 되죠."

직무유기죄에 대한 생각은 안 했었지만, 그의 말이 맞았다. 그것은 최악의 법의 손아귀에서, 끔찍하고 범죄적인 무관심 속에서 왜곡될 수 있는 종류의 사건이었다. 그들은 항상 돈을 좇는다. 하지만 우리 중 누구도 무관심하지 않았다. 우리 중 누구도 결코 무관심하지 않았다.

그를 수술실로 데려가서 수술대 위에서 죽게 둠으로써 우리 자신을 보호하는 일은 정말 쉬웠을 것이다. 그는 너무 나이가 많았고 너무 쇠약했다. 어린아이도 그를 제압할 수 있었을 것이다.

. . .

하지만 외과의는 결국 가족에게 전화를 했다. 그 역시 확고했기 때문이다. 그는 아주 조심스럽게 이야기를 했고, 나는 귀 기울여 들었다. 그는 우리가 무엇을 하든 환자는 죽을 것이라고 말했다. 환자를 편안하게 해주는 것이 옳은 일이라고.

그는 전화를 끊었다. 그는 우리에게 돌아왔고, 아무것도 저

버리지 않았다.

"좋아요." 그가 말했다, "가족이 동의했습니다. 내 이름으로 입원시킬 거지만, 그렇게 오래 버티진 못할 겁니다."

그렇게 말한 뒤 그는 자리를 떴고, 나머지 외상 팀도 따라 나갔다.

벤과 나는 서로를 쳐다봤다.

"수혈을 멈춰야 할 것 같군요." 벤은 이렇게 말하고 어깨를 으쓱했다.

그래서 우리는 다시 병실로 들어가 수혈을 중단했다.

누군가가 복부에 총상을 입고 서서히 죽는 것을 지켜보는 일은 인간이 할 만한 짓이 못 된다.

그것은 아주 특별한 종류의 침묵이었고 내가 예상한 만큼 오래 걸렸다. 25분 정도가 걸렸다.

그는 처음 15분 동안 정신이 완전히 명료했고, 전부 인지하고 있었다. 그의 배가 우리 눈앞에서 점점 커져갔다. 그는 여전이 벼락을 칠 듯 화가 난 표정으로 응시했지만, 말을 멈추었다. 그의 모습이 마치 진통 중인 여자 같다는 생각이 문득 들었다. 그 배, 결의, 가쁜 숨. 되돌리고 싶은 생각이지만 그럴 수가 없다.

복부의 총상은 고통보다 식은땀과 쉴 새 없이 드는 불안함 때문에 힘들다. 고통 그 자체는 모호하고 견딜 만하며 불완전하다. 사람들은 소리 지르지 않는다. 보통 그들은 조용하다.

우리는 그를 떠나지 않았다. 그와 함께 있었다. 우리는 그에게 모르핀과, 메스꺼움 증상을 위해 조프란을 투여했고, 시간이 흐르면서 우리 뒤 선반에 차트가 쌓여갔다. 그리고 그의 두 눈은 맹렬하던 의지를 상실했고 계속 숨을 헐떡이며 헤매기 시작했다.

그리고 그는 떠났다.

· · ·

얼마 후 우리는 복도에 있었다. 벤은 조금 울고 있었다. 그는 손등으로 눈물을 닦았다.

나는 그의 눈물을 보고 놀랐다. 나는 스스로가 두려움과 충격에 휩싸여 있다는 것을 알았다. 내가 모든 것을 아주 멀리서 지켜보고 있음을 알았다. 하지만 전혀 울음이 나지는 않았다.

복도에서 벤이 나에게 무슨 말을 했는지 정확히 기억이 나지는 않는다. 하지만 핵심 내용은 기억한다. 전 이런 일에 준비가 되어 있지 않았어요. 교과서에 나오지도 않고, 제가 이전에 경험한 것들도 전혀 도움이 되지 않았어요.

"옳은 일을 한 거야." 내가 말했다. "그리고 자네 잘 해냈어."

나는 고통에 대해, 그 남자의 삶이 어떤 식으로 고통이었는지에 대해, 그리고 항복에 대해, 어떻게 그가 마음속에 당연한 분노를 안고 떠났는지에 대해, 또 그것과 함께 오는 존엄성에 대해 이야기할 수도 있었다. 외과의의 선택에도 그런 용기와 아주 비슷한 무언가가 필요했을 것이라는 이야기를 할 수도 있었다. 하지만 나는 그런 말들을 하지 않았다.

"좋은 신호야." 나는 대신 이렇게 말했다.

"무슨 말씀이세요?"

"마음이 쓰인다는 건 좋은 신호지." 내가 말했다. 왜냐하면 우리에겐 다음의 메시지가 너무 잘 학습되어 있기 때문이다. 스스로를 통제하라. 아무것도 드러내지 말라. 아무리 많은 죽음이나 고통도 자신을 흔들게 두지 말라.

복도에서 보인 벤의 눈물은 나를 안심시켰다. 눈물은 잠시 보였다가 바로 사라졌다. 하지만 벤은 자신의 눈물을 전혀 부정하지 않았다. 그는 그것을 인정했다.

그래서 우리는 계속 일했다.

. . .

나는 다수가 기억에서 깨끗이 지워질 정도로 많은 죽음을 보아왔다. 그 외의 죽음들은 희미하고 불완전한 기억으로 남아 있다. 우리는 그런 식으로 과거를 반쯤 엿보고 재구성하면서, 무엇을 간직하고 무엇을 두고 갈지 설명하기 힘든 방식으로 가려내고 저울질한다. 우리는 무엇이 우리 안에 머물지, 무엇이 떠날지, 우리가 어떤 대화를 기억하고 어떤 대화를 잊을지, 우리가 한때 한 말과 들은 말이 무엇인지 모른다. 아마도 우리는 우리가 얻은 교훈, 우리가 간직하고 싶은 세상의 이야기, 또 버리고 싶은 이야기들 또한 선택하는 것이리라.

나는 벤의 눈물을 기억하기로 했다. 또 몇 달 후, 떠났다가 고향으로 돌아온 그가 내게 보낸 영상을 기억하기로 했다. 영상 속에서 그는 겨울의 몬태나 황야에 깔린 적막 속에서, 백컨트리(스키장 슬로프를 벗어난 산간 지역—옮긴이 주)의 높은 지역에서부터 나무 사이로 파우더 스키를 타고 내려오고 있었다. 감격스러운 연결 턴을 연달아 만들어내면서.

하지만 그 남자가 아니었다면 내가 그런 것들을 기억했을지 확신이 없다. 아마도 그저 스쳐가는 일이었을 것 같다.

그는 들것 위에서 죽었다. 그러나 그의 몸은 척추에 의해 꼿꼿이 세워져 있었다.

그는 여전히 앉아 있었다. 산소마스크는 얼굴에 그대로 씌워져 있었다. 그의 두 눈은 반쯤 뜨여 있었다. 입은 약간 벌어져 있었다. 그의 머리는 생전에도 그랬듯 숙여져 있었다. 나는 그 남자, 앉아 있는 그 사람 바로 옆에 서 있었고, 잠시 우리 단둘이 그렇게 있었다.

그러고는 돌아서서 복도에 있는 벤을 찾으러 나갔다.

총기 쇼

:

20대였고 군인이었으며, 무장한 밴의 운전사였다. 그는 마을 밖 사막에서 소총을 든 남자들에게 매복 공격을 당했다. 그들은 돈을 탈취하기 전에 도주했다.

그의 두개골 윗부분이 날아갔다. 뇌는 은은한 분홍빛이 돌았고, 거기에는 해파리가 물속에서 몸을 펼치는 모습처럼 묘한 아름다움이 있었다.

우리는 경찰로부터 사건 내용을 전해 들었다.

. . .

열일곱 살이었고 스쿨버스에서 내리던 중 두 라이벌 갱단 사이에서 십자포화를 당했다. 우리는 처음에 부상 부위를 찾을 수 없었다. 아주 작은 구경의 권총이었기 때문이다. 그러나 그녀는 들것 위에 죽은 채로 누워 있었고, 우리는 그녀의 몸을 뒤집어서 총상을 확인했다. 목덜미 위쪽 높이 난, 연필에 달린 지우개 크기의 아주 작은 파란색 구멍이 검고 긴 머리카락에 가려져 있었다.

우리는 구급대원으로부터 사건 내용을 전해 들었다.

· · ·

그는 빨리 죽었고, 운이 나빴다. 고작 22구경 소총이었는데, 벨트라인 바로 위의 오른쪽에 명중해서 대동맥을 관통했기 때문이다. 그는 주차장 경사로를 필사적으로 달리며 도망쳤다. 가해자는 한 층 아래서 그를 쏘았다.

우리는 경찰로부터 사건 내용을 전해 들었다.

· · ·

아홉 살과 열 살의 자매였고, 처치실 안에 있는 들것에 나란히 누워 있었다.

누군가 자매의 집을 다른 집과 착각하고 차에서 돌격용 자동소총을 난사했다. 어린 소녀들은 이층 침실의 같은 침대에서 함께 자고 있었다.

내가 맡은 아이는 총알에 맞은 귓불에 완전한 붉은 주름이

잡혀 있었지만, 그게 다였다. 아이는 조용히 누워서 나를 올려다봤고, 울지 않았다.

그 아이의 여동생은 그 옆에서, 커튼 반대편에서 죽어 있었다.

우리는 신문 기사를 통해 사건 내용을 알았다.

. . .

30대였고, 헬리콥터로 이송됐으며 살아 있었다. 콜로라도 국경의 작은 마을에 있는 집에서 누군가 구급차를 불렀다. 이마에는 작은 구경의 구멍 두 개가 나 있었다. 두 구멍은 매우 근접해 있었고, 그 총상은 총을 쏜 자의 경험치와 치명적인 계산이 들어 있음을 보여줬다.

메타암페타민(각성제의 일종-옮긴이 주). 그들이 말했다. 전문 킬러의 소행. 우리는 승무원으로부터 사건 내용을 전해 들었다.

. . .

보호구역에 사는 10대였고, 머리를 22구경 소총으로 여섯 발 저격당했다. 모두가 술에 취해 있었고 아무도 어떻게 된 일인지 정확히 몰랐지만, 승무원 말에 따르면 집안싸움이라고 했다. 그는 살아 있었지만 얼굴이 부어오르고 멍들었으며 일그러져 있었다. 입술은 퉁퉁 붓고 기관내관 주위로 분홍빛 혀가 약간 비어져 나와 있었다.

. . .

그녀는 배를 움켜쥐고 안팎으로 점점 시들어가고 있었으며, 어두운 색 피부는 창백한 회색빛으로 변했다. 이런 모습은 끝을 향해 가는 경우에만 볼 수 있다. 총상은 배꼽 아래 낮은 쪽에 나 있었다. 외과의들은 간발의 차로 그녀의 목숨을 구했다. 경찰은 사건 내막을 잘 몰랐다. 알려진 사실은 그녀가 주차장에서 시동을 걸어놓은 차 안에 있었고, 그녀의 차 근처에 한 남자가 있는 것을 누군가 봤다는 것이 전부다.

. . .

그의 아들은 그를 겁먹게 했고, 그는 아들을 집 밖으로 내보내려 하고 있었다. 그가 아들에게 나가라고 하자 아들은 그의 가슴에 권총을 한 발 쏘았다.

그는 거의 살아 있는 상태로 실려 왔으며, 여전히 조금 움직였다. 가장 기억에 남는 것은 깜짝 놀란 그의 파란 눈과 그가 입을 계속 열었다 닫았다 하면서 혓바닥을 뱀처럼 내밀던 모습이었다. 그런 광경을 본 것은 그때가 처음이자 마지막이었다.

처치실에서 가슴을 열었지만, 너무 늦었다. 우리는 경찰로부터 사건 내용을 전해 들었다.

. . .

그는 술에 취했고 악의가 없었지만, 남의 집에, 옆집에 들어가려고 했다. 그 주변에선 집들이 다 비슷비슷했기 때문이다. 그는 계속 창문을 두드리다가 현관문을 발로 차기 시작했다. 그 집의 아버지는 엽총을 들고 나와 문턱에서 그를 만났다.

12구경의 엽총이었고, 총알이 가슴을 정확히 뚫고 지나가 심장 바로 아래, 복부 바로 위에 박혔다. 나는 그가 죽었다고 확신했다. 그런 무기로 그 정도 총상을 입었다면 가망이 없다고 생각했다. 하지만 그는 수술을 견디고 살아 나와 우리 모두의 예상을 뒤엎었으며 외과의들은 어떻게 했는지 그를 살려냈다. 아무도 기소되지 않았다.

우리는 경찰로부터 사건 내용을 전해 들었다.

・・・

혼자 야간 근무를 하던 경찰이었는데, 번호판이 도난 차량으로 뜬 차를 멈춰 세우고 그 차 가까이 다가가자, 한 남자가 갑자기 차 문을 열고 총을 쏘며 나왔고 그대로 어둠속으로 도주했다. 경찰은 복부에 두 발, 둔부에 한 발을 맞았다. 방탄조끼가 그의 목숨은 살렸지만, 둔부는 산산이 부서졌다. 그는 들것에 누워 입을 굳게 다문 채 절제하는 얼굴로 천장을 노려보았고, 우리가 그를 옮길 때만 울부짖었다.

훗날 나는 파란 제복이 바다 물결처럼 늘어서 있는 복도로 걸어 나갔다.

우리는 경찰로부터 사건 내용을 전해 들었다.

. . .

밤새 집에서 파티를 하던 아이들이었는데, 피해 아동은 다른 아이에게 60달러를 빚졌고 갚을 돈이 없다고 말했다. 그러자 돈을 빌려준 아이가 9밀리 권총으로 그의 가슴을 쏘았다. 그러자 모두가 정신이 번쩍 들었고 당황해서는 어찌할 바를 몰랐다.

아이들은 총 맞은 아이를 바깥으로, 공원으로 데려가서 나무 밑에 내버려두었다. 이른 아침이었지만 누군가 나무 밑에 있는 아이를 발견하고 구급차를 불렀다.

그 애가 나무 밑에서 얼마나 오래 있었는지는 알아내지 못했다.

우리는 신문을 통해 사건 내용을 알았다.

. . .

노파였고, 길을 잃고 헤맬 것을 대비해 이름과 연락처가 적힌 표식을 목에 걸고 다녔다. 그녀의 남편은 그녀의 관자놀이를 쏘고 자살했다. 나중에 알게 된 바에 따르면 그 또한 몸이 아파 더 이상 아내를 돌볼 수 없기 때문이었다고 한다.

그녀는 총상으로 인해 실명한 채 거기 누워 있었다. 표식을 목에 건 채로 두서없이 중얼거렸다. 종잇장 같은 노쇠한 피부에 몸무게가 아마도 40킬로그램 정도 나갔을 것이다.

우리가 사건 내용을 어떻게 알게 되었는지는 오래전이라 기억나지 않는다. 하지만 그 표식 때문에 그녀를 기억한다.

. . .

30대 청년이었고 사무복 차림으로 내 시선 아래쪽에 누워서, 가운과 마스크를 착용하고 옆에서 자신을 쳐다보고 서 있는 나를 똑바로 올려다보았다. 그는 아내의 휴대폰 번호를 이야기한 다음, 자신이 페니실린 알레르기가 있으며 곧 죽게 될 것이라고 말했다. 그 세 가지를 모두 똑같이 차분한 어조로 침착하게 말했다.

그는 어느 평범한 날 출근을 했다. 어떤 남자가 사무실로 들어오면서 무차별 난사를 가했고 사이렌 소리가 가까워지자 스스로를 쏘아 자살했다.

뉴스 속보로 나온 사건이었고, 심지어 그때 TV에서 그 내용이 나오고 있었음에도 나는 전혀 모르고 있었다.

나는 그에게 우리가 그를 돌봐주겠다고 말했다. 구해주겠다고 말했다. 늘 그렇게 하니까. 하지만 그가 옳았다. 처치실에 누워서 그런 어조로 그렇게 말하는 사람들은 동물적 직감을 바탕으로 이야기한다.

우리는 경찰로부터 사건 내용을 전해 들었다.

방문객

:

내가 말을 걸려고 들어갔을 때, 그녀는 팔짱을 낀 채 사나운 표정으로 침대 위에 앉아 있었다. 그녀가 한 일을 믿기 어려웠다.

"이건 빌어먹을 헛소리야." 그녀는 이렇게 말하고는 일어나서 방 안을 서성거리기 시작했다.

그녀는 젊고 하얗고 육중했다. 담갈색 머리에 파란 눈을 가졌고, 너무 오랫동안 빤히 사람을 쳐다보았다.

"나한테는 권리가 있어요." 그녀가 말했다.

"괜찮아요." 나는 아이를 달래듯이 말했다.

"안 괜찮아요!" 그녀가 목소리를 높이며 말했다.

"어디서 오셨죠?" 내가 물었다.

"오클라호마요!" 그녀는 날카로운 목소리로 비명 지르듯 말해서 나를 놀라게 했다.

"다시 오겠습니다." 이렇게 말하고 나는 유리문을 지나 나갔다. 보안 요원이 감시했다.

"이 환자, 아티반이 더 필요해요." 담당 간호사가 말했다.

"다시 결박해야 할까요?" 보안 요원이 물었다.

"생각해 봅시다." 그녀가 다시 침대에 걸터앉아 흔들거리기 시작할 때 내가 말했다.

그들은 고개를 저었다.

· · ·

그녀는 30시간 동안 그곳에 있었다. 하루 전, 그녀가 버스 정류장에서 비명을 지르고 난동을 부렸을 때, 누군가 구급차를 불렀다. 구급대원이 그녀를 결박해서 병원으로 데려왔다. 그녀는 수십 년의 역사가 있는 오래된 마약인 아티반과 할돌을 투약받고 진정되었다.

그녀는 잠이 들었다. 다시 깨어났을 때는 더 차분해졌고 집에 가게 해달라고 부탁했다. 그녀는 약속했다. 하지만 가슴통증을 호소하기도 했다.

누군가가 흉부 엑스레이를 찍으라고 지시했다.

"내과에서 그 환자를 1층으로 입원시켰습니다." 내가 그녀의 병실에 들어가기 몇 분 전에 회진 중인 레지던트가 말했다.

"내과에서?" 내가 물었다. "1층으로?"

그는 어깨를 으쓱했다.

"아무도 그 환자를 데려가지 않으려고 할 거예요." 그가 말했다.

긴 침묵이 흘렀다. 1층에서는 그녀를 면밀히 살피지 않을 것이다.

그녀는 자신의 심장에 바늘을 꽂았다.

. . .

그녀와 같은 사람은 우리가 이해할 수 있는 범위를 넘어선, 닿을 수 없는 곳에 있다. 이성의 언어는 나무들 속의 새소리일 것이다.

그래서 나는 책상에 앉아 컴퓨터 화면에 뜬 엑스레이 및 스캔 사진, 심초음파상을 보면서 심장내과, 흉부외과, 정신과, 내과 등 다양한 진료과의 전문의가 작성한 소견서를 읽었다. 각자 다른 부족에 책임이 있다고 주장하는 부족 문서였다.

우리는 그녀를 본 적이 없었다. 그녀는 지나가는 방문객이었다. 우리는 그녀가 어디서 왔는지, 어디로 가고 있는지 몰랐다.

그때쯤 우리는 그녀의 복부 또한 바늘로 가득하다는 사실을 알았다. 바늘은 잊었던 전쟁의 파편처럼 엑스레이에서 환하게 빛을 냈다.

　바늘은 같은 종류였고, 화면상 음영 중 하얗게 보였다. 길이
가 7.5센티 되는 바느질 바늘이었는데, 우리 할머니가 골무를
끼고 사용하셨던 것과 완전히 똑같았다. 화면을 보니 바늘은
아주 신중하게 선택된 것 같았고, 그녀는 마치 일종의 질서를
따르면서 의식을 반복한 듯했다. 바늘들은 거기 그렇게 오랜
시간 있었을 것이 틀림없다. 그녀의 배가 창백하고 자국이 없
었기 때문이다.

　신체는 복부에 있는 바느질 바늘을 견딜 수 있다. 승산이
있다. 바늘이 장이나 주요 혈관을 손상시킬 가능성은 낮다.

　그러나 마침내―아무도 정확히 언제인지는 몰랐다―그녀
는 완벽한 장소를 찾았다. 왼쪽 유방 바로 아래와 갈비뼈 사이
였다.

　그녀는 바늘이 보이지 않을 때까지 가슴에 밀어 넣었다. 심
막의 단단한 섬유조직을 뚫고 심장근육 깊숙한 곳까지. 이렇게
하는 데에는 힘이 든다. 바늘 끝은 심실의 방까지 들어가 거기
그대로 남아 있었다.

　자세히 보면, 핏기가 없는 아주 작은 구멍이 있다. 하지만 그
게 전부였다.

　신체는 심장에 있는 바느질 바늘을 너무 오랜 시간 동안은
견딜 수 없다. 그녀의 심장이 지휘자의 지휘봉처럼 앞뒤로 바
늘을 휘둘렀기 때문에 언제라도 본격적인 출혈이 시작됐을 것

이다.

혹독한 수술이 그녀를 기다리고 있었다. 하지만 그녀는 30시간 동안 외과의들이 자신에게 손도 대지 못하게 하고 있었다.

"바늘을 제거해야 합니다." 나는 몇 분 후 병실로 돌아가서 말했다. 마치 우리가 평범한 세계에 대해 이야기하는 것처럼 그녀를 설득하려고 애썼다. "그것 때문에 가슴통증이 있으신 거예요."

또다시 오랫동안 뚫어지게 쳐다보는 시선.

"가슴이 아파서 바늘을 꽂은 건데요." 그녀가 참을성 있게 말했다. "제거하면 안 돼요. 저한테 필요한 거예요."

"죽기를 원하십니까?"

"당연히 아니죠." 그녀가 말했다.

그녀는 완전히 멀쩡해 보였다.

· · ·

과거에는 종착지가 있었다. 정신병원이 있었다. 그런 기관들은 규모가 방대했고, 나는 의대생 시절 한 곳을 돌아보았다. 멀리서 보면 그곳은 잘 깎은 푸른 잔디가 깔려 있고 떡갈나무가 있는, 붉은 벽돌 건물들의 문과 대학 캠퍼스처럼 보였다.

정신병원은 추잡한 장소가 아니었다. 그 내면에는 타락함이 존재했지만, 책임감과 친절함 또한 공존했다.

그러나 이후 자금이 삭감되고 많은 환자들이 거리로 내몰리거나 규제가 잘 되지 않는 그룹홈(대용代用 수용 시설-옮긴이 주)에 수용되었다. 여러 번 이야기된 현실이지만, 집단적 무관심 속에 묻혀왔다. 결백한 이들을 위한 돈은 별개다. 감당이 안 되는 이들과 두려움을 유발하는 이들을 위한 돈은 또 다른 것이다.

정신질환자를 좋아하는 사람은 없다. 그들은 우리와 아주 가깝기 때문에 우리를 밀어낸다.

나는 외과의에게 전화했다.

. . .

"나 오늘 오후에 그 환자와 44분 있었어요." 그가 말했다. "나더러 어떻게 하라는 거죠? 환자 동의 없이 몸을 묶어서 수술합니까?"

"정신과 차트에는 그렇게 적혀 있네요."

"난 그렇게는 못 합니다. 추후에 환자가 협조를 해야 하는 거고요. 수술 상처에 무슨 짓을 할 줄 압니까?"

나도 그 부분에 대해서 생각했다. 3~5센티 아래서 심장이 뛰고 있는 가슴에 벌어진 상처.

"난 그 환자 입원 안 시킵니다." 그가 결판을 지으며 말했다. "환자 본인이 동의하지 않는다면요."

그래서 나는 그날 밤 열두 번 넘게 전화를 했다. 병원 관리자, 다른 외과의, 정신과의, 내과의, 그리고 중환자실과 이야기를 했다. 처음에 나는 이 케이스의 황당무계함을 즐겼다. 초현실적이고, 강렬하고, 유쾌하고, 유혹적일 정도로 의로운 일인 것처럼 느껴졌다. 하지만 얼마 후 나는 스스로의 의로움에 질렸고, 매번 같은 무겁고 명백한 논쟁과 대답 없는 호출의 늪에 진절머리가 났다. 아무도 그녀를 원하지 않았기에 나는 아무 성과도 얻지 못했으며, 나 역시 그녀를 원하지 않았기에 이해했다. 그녀가 떠나기를 바랐다.

전화 통화를 하는 도중 어느 지점에서 이 이야기에 있어 이성적인 사람은 아무도 없다는 생각이 들었다. 바늘은 육안으로는 보이지 않았고, 따라서 추상적이었다. 추상적인 지식은 추상적인 동정심만큼 무력하다. 그것은 또한 우리가 행동하도록 하는 원동력이 거의 없다. 우리는 더 잘 알면서도, 어쨌든 본능을 따른다. 그녀의 심장 안에 있는 바늘은 열이 아닌, 체온 상승을 나타낸 그래프처럼, 통계 자료처럼 보였다.

· · ·

마침내 그녀는 들것에 누워 가죽 끈으로 결박된 채 위층의 내과로 옮겨졌다. 더 이상 내 소관이 아니었다.

나는 보통 집에 가면 뒤를 돌아보지 않는다. 내가 본 것들에 대해 생각하지 않는다. 꿈을 꾸지 않는다. 지나간 일로 두고 잊는다.

하지만 그 후 며칠 동안 나는 멀찍이서, 컴퓨터상으로 그녀를 따라갔다. 한편으로는 호기심에서, 다른 한편으로는 좌절감에서 그렇게 한 것도 있지만, 가장 큰 이유는 그녀로 인해 너무 많은 것이 드러났기 때문이다. 그녀는 우리의 판단, 우리의 가치와 결정, 책임을 선택하는 일, 우리의 원시적 본능, 이성적 지성이 얼마나 자주 자신의 동물적 자아를 세탁하고 욕망을 논쟁으로 풀어내는지를 아주 분명하게 보여줬다.

며칠이 지났다. 여전히 아무도 그녀를 원하지 않았다. 토론은 계속되었다. 회의가 열렸다. 그녀의 심장이 점점 더 손상되는 징후를 보이기 시작하면서 윤리주의자들이 나타나 불가피한 방안 쪽으로 위급함 없이 의견을 좁혀갔다. 그러다가 결국 3일째 되는 날, 바늘이 움직이기 시작했다.

그 움직임이 행동의 계기가 되었다. 이는 느낄 수 있는 지식이었다. 바늘이 움직이기 시작하자, 그들은 그녀를 수술실로 데려갔다.

· · ·

나는 병원에서 수 킬로미터 떨어진 우리 집 소파에 앉아 외과의의 소견서를 읽었다.

그들은 그녀를 수술실로 데려갔다. 그런 뒤 그녀의 팔에 링거를 꽂았다. 그녀를 마취시키고 삽관한 뒤 인공호흡기를 달았다.

그들은 가운과 장갑, 마스크를 착용한 채 그녀의 가슴에 갈색 베타딘을 문질러 바르며 수술 준비를 했다. 그러고 나서 가슴 부분만 보이도록 푸른 수술용 시트를 씌웠다. 머릿속에 모든 상황이 그려졌다.

그들은 가슴 중앙을 수직으로 절개하고 소작cautery 부위를 혈관에 닿게 해서, 균열이 생겨 공기 중에 연기가 가늘게 피어오르게 했다.

그들은 톱날의 골분과 피를 닦아가며 톱으로 흉골을 절단했다. 가슴을 열었고 뛰고 있는 심장을 처음으로 드러냈다. 그때 바늘을 볼 수 있었다.

심폐기에 넣어 혈류를 심장으로 분산시켰다. 식염수로 심장의 온도를 낮춘 다음 포타슘으로 심장을 멈추게 했다.

살아 있는 육체가 둘러싼 차갑고 고요한 심장은 상상하기가 어렵다. 하지만 선진국의 모든 도시에서는 이제 이것이 일상이자, 이성적 사고와 수세기에 걸친 탐구의 산물이다.

그들은 심실에 아주 작은 절개를 했다. 장갑 낀 손으로 바늘을 찾아 더듬다가 그것을 꺼냈다.

그들은 절개를 단단히 봉합했다. 심실에 난 바늘구멍 또한 막았다. 그리고 그녀의 심장을 세척했다.

그러고 난 뒤 그들은 심폐기에서 나온 진홍색의 산소화된 혈액을 심장 안으로 주입했다. 그리고 그녀의 심장이 서서히 붉고 따뜻해지기를 기다리며 지켜보았다.

심장이 다시 살아나는 것을 보는 것은 놀랍다. 수년 전 학생 때 봤지만, 잊히지 않는 장면이다.

그들은 펌프에서 그녀를 떼어냈다. 배출관을 삽입하고, 앞으로 그녀의 관 속에서 천 년 동안 남아 있을, 녹 방지 처리가 된 와이어로 흉골을 봉합했다. 마침내 그들은 상처를 닫았다. 가슴 중앙 아래로 약 30센티미터 길이의 상처였다.

이 모든 것이 처음부터 끝까지 2시간이 채 안 걸렸다.

그들은 그녀를 중환자실로 데려갔다.

. . .

젊은 사람의 몸은 회복이 빠르다. 그녀는 몇 시간 뒤 인공호흡기를 뗐고, 이틀 뒤에는 복도를 걷고 있었다. 병원에서 보낸 일주일 동안, 그녀는 매번 친구처럼 옆에 앉아 있던 간병인의 간호를 받았다.

8일째 되는 날, 그녀는 정신과의사의 보호하에 정신보건센터로 이송됐다.

침대가 거의 없고 비싼 데다가 대기가 길다. 그곳에는 항상 사람들이 들어온다. 목소리와 비전으로 가득한 사람들, 자신 또는 타인에게 위험한 사람들, 약을 먹지 않는 사람들, 가족에게 버림받은 사람들, 돈도 보험도 없는 사람들, 이 세계에 한 발을 걸치고 다른 세계에 다른 발을 걸친 사람들.

정신과의사들은 그들을 치료해야 한다. 그들에겐 선택의 여지가 없다. 그래서 약속이나 사과 같은 모든 것을 붙잡는다. 인정. 더 희미한 목소리들의 주장, 또는 살고자 하는 욕망.

소견서에는 그녀가 협조적이라고 쓰여 있었다. 그녀는 기분이 나아졌다. 더 이상 자신의 몸에 바늘을 꽂고 싶은 마음이 없었다. 그녀는 떠나고 싶었고, 계속 나아가 캘리포니아로 가고 싶었다. 그곳에는 친구가, 만날 누군가가 있었다. 그녀는 여전히 비행기 표를 가지고 있었다. 그녀는 약을 복용하곤 했다. 그녀는 우리 안에서 이리저리 어슬렁거리는 표범이 아니었다.

그들은 그녀를 택시에 태워 버스 정류장으로 보냈다.

제스처

:

간호사가 우리에게 왔다. 임시 병상에서 기다리던 한 남자가 배낭에서 꺼낸 알약을 통째 들이부어 삼키고 난 뒤 간호사에게 자신이 한 일을 자랑스럽게 말했다. 상을 타기라도 한 것처럼.

"무슨 약을 먹은 거죠?" 나는 이렇게 묻고는, 한숨을 쉬며 자리에서 일어나 그의 차트를 들고 병실 쪽으로 걸어갔다. 이런 짓을 하는 사람들은 진을 다 빼놓기 때문이다. 이런 부류를 수도 없이 많이 봐왔다.

"확실하지 않습니다." 간호사가 대답했다. "표시가 안 되어 있었어요. 그 환자 배낭은 제가 뺏었어요."

"갑자기 일어난 일인가요?"

"네. 어리석은 사람이죠." 그녀가 말했다.

나는 병실로 들어갔고, 그는 들것 위에 앉아 있었다. 40대 초반 남자였고, 약간 덩치가 있었으며 염색한 금발이었다. 하지만 지금 가면 그를 못 알아볼 것이다. 그의 얼굴이 그려지지 않는다.

"환자분." 내가 말했다. "어떤 약을 드신 겁니까?"

"몰라요." 그가 말했다. "별거 아니었어요."

"그 알약통 있나요?" 내가 간호사에게 물었다.

"가져오겠습니다." 그녀는 이렇게 말하고 병실을 나갔다.

분명 그의 차트를 본 적이 있다. 관련 없는 질환으로 내원했던 건 아는데, 그게 뭐였는지는 기억이 안 난다. 두통, 복통, 뭐 그런 것들이었다. 그가 마스카라를 했었다는 것과 나중에 번졌다는 사실은 확실히 기억한다. 하지만 그게 다다.

"왜 그러셨습니까?" 나는 그에게 물었다.

"모르겠어요." 그가 말했다. "남자 친구가 개자식이에요."

"남자 친구분과 싸우셨나요?"

"남자 친구는 로비에 있어요." 그는 잠시 후 말했다.

시트 위에 휴대폰이 올려져 있었다.

간호사가 돌아와서 커다란 플라스틱 알약통을 건넸다. 매일 약을 복용하고 리필해서 먹어야 하는 불편함이 싫은 사람들이 사용하는 특대형 크기였다.

알약통은 작은 녹색 알약으로 반쯤 가득 차 있었다. 하지만 처방전 라벨이 벗겨져 있었다.

알약에는 코드가 표시되어 있다. 나는 한 알을 손바닥 위에 놓고 흔들어서 숫자를 확인했다.

"우리는 이게 어떤 약인지 알아낼 겁니다." 내가 말했다. "그러니 그냥 얘기하세요."

"알겠습니다." 그가 말했다. 마치 내가 자신을 불편하게 만들었다는 듯이. "인데랄이에요. 혈압 때문에 먹는 약이죠."

"인데랄이요? 몇 알이나 드셨습니까?"

이러면 이야기가 완전히 달라진다. 인데랄은 위험하다.

"반 통 먹었습니다." 그가 말했다. "죄송해요. 그러려고 했던 건 아니에요."

"반 통을 드셨다고요? 언제요?"

그는 두 손을 비틀고 있었다.

"모르겠어요."

간호사가 나를 쳐다보았다.

"약통은 배낭 안에 있었어요." 그녀가 말했다. "해냈다고 환자분이 방금 저에게 말한 거고요. 남자 친구한테 전화 온 직후였던 것 같아요. 그게 약 십 분 전의 일이었고요."

그 약통에는 수백 알의 알약이 들어갈 공간이 있었다.

· · ·

위세척은 과거에 쓰던 방법이다. 이제는 거의 행해지지 않고, 특정한 상황에서만 한다. 그런데 이번 일은 그런 상황 중 하나였다.

그래서 우리는 그를 병상에서 데리고 나와 긴 복도를 지나 소생실로 옮겼다. 그때 레지던트는 내 옆에 있었다.

우리는 그에게 퉁명스럽게 대했고, 결정을 한 상태였다. 그에게 위세척을 할 계획이었다. 그는 우리에게 협조하고 도움을 줄 수 있고, 반대로 저항할 수도 있다. 그가 저항한다고 해도 우리는 위세척을 진행할 예정이었다. 그가 우리에게 협조한다면 모두에게 더 득이 될 일이었다.

나는 그에게 화가 났다. 그는 우리의 시간과 돈을 소비하고 공포를 조장하고 있었다. 이런 식으로 행동하기에 그는 나이가 너무 많았다. 이것은 성인의 행동이 아니라 사춘기 소년의 제스처였다. 게다가 위험했다. 그 자신이 생각하는 것보다 훨씬 더 위험했다. 그는 자신이 안전하다고 생각했다. 의사와 밝은 조명이 가득한 병원에 있으니 안전하다고 생각한 것이다.

우리는 그에게 어린아이 대하듯 말할 수밖에 없었다. 저항하면 우리는 당신을 묶을 거예요.

그리고 입 밖으로 내지 않은 마음의 소리. 당신의 어리석음 때문에 식겁했어요. 심지어 죽고 싶은 것도 아니면서.

하지만 그는 우리에게 저항하지 않았다. 그때쯤 그는 완전히 후회하고 있었다.

"죄송합니다. 그럴 생각은 없었어요." 그는 이렇게 말하고 울기 시작했다.

. . .

우리는 에발트로 알려진 튜브를 사용했다. 이 튜브의 크기는 거의 정원용 호스의 지름에 가깝다. 입에 재갈을 물린 채 재갈의 구멍을 통해 튜브를 삽관한 뒤 위 속까지 밀어 넣고, 튜브에 따뜻한 물을 부어 흘려 내린 다음 석션에 튜브를 부착시킨다. 견디는 일이 유쾌하지는 않다.

그러나 그는 가만히 앉아서 재갈을 물려고 입을 벌리고, 우리가 시키는 대로 고개를 숙이고, 삽관을 하는 동안 재갈을 문 채로 목이 메도 우리가 삼키라고 할 때 삼켰다. 그러지 않을 수 없기 때문이다. 그때쯤 그는 사태의 심각성을 파악했다. 나는 그가 계속 사과하고 자신이 벌인 일을 수습하려 계속 애썼던 것을 기억한다.

우리는 그의 배 속에 튜브를 집어넣고 그가 그 주위로 호흡하는 동안 테이프로 튜브를 코에 붙인 다음, 세척을 시작했다.

녹색 슬러지 안에는 알약 조각들이 섞여 있었다. 아주 많이. 그래서 나는 그가 말한 것이 사실이었음을 알았다. 자기가 했다고 말한 일을 정말 했던 것이다.

1, 2분 뒤, 그가 한 행동이 기차처럼 그를 덮쳤다.

그는 잿빛이 된 채 축 늘어졌다. 한순간 튜브를 꽂은 채 재갈을 물고 있었는데, 그다음 순간에는 우리 쪽으로 고꾸라지면서, 고개를 끄덕이며 조는 사람처럼 머리가 제멋대로 움직였다.

"꺼냅시다." 내가 말하자 기사가 튜브를 잡고 그의 입에서 꺼냈다. 점액이 줄줄이 따라 올라왔다. 그런 다음 우리는 그를 반듯이 눕혔고, 이 모든 것이 시작됐다.

. . .

인데랄과 같은 약물은 심장박동을 늦추고 혈압을 낮춘다. 다량 복용할 경우, 그가 겪은 부작용이 생긴다. 인데랄은 사납고 치명적이다. 그는 이 사실을 몰랐다. 일반인의 눈에는 다른 알약과 아주 유사한 작은 알약일 뿐이니까.

그는 맥박이 없었다. 심장이 뛰지 않았다. 숨을 쉬지 않았고, 그냥 그렇게 가버렸다.

대부분의 의료 코드는 죽음으로 끝이 난다. 코드의 대부분이 심장이 멎고, 마침내 폐 기능이 멈추고, 동맥류가 터진 노인을 위한 것이다. 구급차가 출동하고 선언적 종말의 의식이 시작된다. 따라야 할 알고리듬이 있으며, 그것을 따라야 한다. 잠시 후 그들이 돌아오지 않으면, 그들을 놓아주고, 잊는다.

하지만 나는 우리가 그를 살릴 수도 있다고 생각했다. 기회가 있다고 생각했다.

그래서 우리는 생각할 수 있는 모든 방법을 동원했고, 그렇게 계속해 나갔다. 에피네프린, 아트로핀, 엄청난 양의 인슐린,

글루코오스, 글루카곤, 바소프레신, 인트라리피드를 투여했고, 삽관했으며, 중심선 상에 위치시킨 뒤 그의 심장을 외부 페이서로 박으려고 애썼다. 더 많은 양의 에피네프린과 글루카곤, 중탄산염을 투여했고, 실험복을 입은 독물학자가 스트립을 들여다보며 질문을 던지고 있었다. 기사와 간호사, 레지던트가 한 명씩 돌아가며 심폐소생술을 시도했다. 심폐소생술을 할 때는 제대로 잘 하기 위해 힘을 사용해야 하므로 금방 지치게 된다. 팔꿈치를 고정시키고 힘껏 누르면서 흉골을 척추 쪽으로 밀어야 한다. 그러다 갈비뼈가 튀어나와도 동요하지 말고 해야 한다.

"달리 할 수 있는 일이 없을 것 같습니다." 독물학자가 말했다. "모든 걸 다 하신 듯합니다."

하지만 우리는 어쨌든 계속 그에게 소생술을 했다. 그는 아직 어렸고, 의사가 있고 조명이 환한 병원에서 약을 삼켰고, 그 것을 뉴스 발표하듯 알렸기 때문이다.

크레인에 대한 이야기

⋮

나는 그의 크레인이 자기 소유인지 아니면 회사 소유인지는 모른다. 다만 그가 그것을 평상형 트레일러 위에 올린 채 자기 집 밖에 주차해 둔다는 사실만 알고 있다.

거리가 널찍하고 갈색 집들이 있는 교외 지역이었는데, 한쪽에는 사막이 있었고 다른 한쪽에는 산디아 산맥이 있었다. 회색 화강암 절벽과 폰데로사 소나무로 둘러싸여 있는 산디아 산맥은 푸르고 고요하며, 화창한 날에는 수백 킬로미터 떨어진 곳에서도 보인다.

크레인은 대관람차와 약간 비슷하다. 위로 올라가서 풍경을 보여준 다음, 내려온다. 때로는 길가 쪽에서 버킷에 탄 채 서서 위로 올라가면 아주 신날 것이다. 넓은 도시와 사막과 산이 주변에 온통 펼쳐져 있다.

9미터는 그렇게 높지 않다. 9미터의 높이에서 떨어져도 살 수 있다.

이따금 그는 크레인에 동네 아이들을 태우고 공중에 올려주곤 했다. 아이들은 버킷 안에서 일어나 서 있곤 했다. 그는 레버를 작동시키면서 아이들과 함께 있었다.

나는 이 이야기를 나중에 들었다. 아무 일도 없었어야 했다.

. . .

아이들의 울음소리는 나를 괴롭히고, 위험부담이 너무 크다. 기억해야 할 복용량과 시행해야 할 여러 테스트들. 아주 어리고, 어디가 이상한지 말을 할 수 없는 아이들은 떨고 있는 작은 동물 같다.

때로 당신은 아이들을 다치게 한다. 채혈을 하고 링거를 놓아야 하는데, 아이의 혈관은 가늘고 찾기 힘들다. 아이가 몸부림을 치는 와중에 열상裂傷을 봉합해야 한다.

아이들은 힘도 세다. 저항할 때면 유아기의 작은 아이라도 붙잡고 있기가 힘들다. 아이들은 당신과 싸우고, 당신이 아이 귀를 들여다볼 때 아이들은 날카롭게 소리 지른다. 때로 스캔이나 수술을 위해 진정제를 투여해야 하고, 여기에는 항상 위험할 가능성이 존재하기에, 아주 주의 깊게 관찰해야 한다.

아이들은 강하면서도 여리다. 아이들의 심장은 꽤 잘 견뎌 낸다. 피를 거의 다 흘리고도 살아날 가능성이 있다. 하지만 갈 때는 빨리 가버린다. 아이들의 입은 작다. 성대는 아주 작고 반짝인다. 때로 치료에 사용되는 튜브는 빨대보다 지름이 더 크지 않다. 위험 부담이 아주 크다.

아이가 아픈 것은 어른의 경우와는 다르다. 더 갑작스럽다. 아이들에게는 어떤 일의 발단이 될 만한 힘이 없다. 아이의 잘못인 경우는 절대 없다. 아이들이 9미터 높이에서 떨어진다면, 그것은 몰라서 그랬거나 누가 거기 데려갔거나, 올라갔을 것이다. 아이들은 어디에 올라가는 것을 좋아하기 때문이다. 예전에 나무에 올라갔을 때 안전했던 경험이 있기 때문에 아이들이 올라가는 것이다.

원죄. 그것에 대해 생각해 본다. 하지만 아직 알 수 없다. 원죄를 얘기하기에는 시간이 필요하다. 그들 안에 악함이 있다면, 선함도 있다. 어둠의 약속은 빛의 약속이기도 하다. 이것이 우리가 말하는 무고함의 의미이다.

아이와 관련해 실수를 하는 것은 실존을 위협받는 일이다.

우리 병원의 규모가 크기도 하고 소아 전용 응급실이 따로 있기 때문에, 나는 소아 환자를 보는 일은 그만두었다. 무의식적인 선택을 하는 방식으로 아이들을 피하는 것은 쉬웠다.

하지만 그날, 크레인이 추락한 높이가 9미터였던 것이 원인은 아니었다. 크레인은 지렛대 팔이었고, 무게가 4.5톤이었다.

크레인이 떨어졌을 때 버킷은 거대한 채찍처럼 땅을 내리쳤다. 나중에 크레인에 관한 글을 읽어서 안다. 9미터에서 떨어졌을 때 받아야 할 충격보다 훨씬 더 큰 충격이 가해진 것이다.

. . .

죽어가는 아이들이 한번에 너무 많이 들어왔다. 외상 팀은 혼란 그 자체였다. 여기저기서 호출음이 울렸지만, 우리 팀은 호출이 없던 터였다. 그래서 모든 응급의가 아이 한 명씩을 맡았다.

내가 맡은 아이는 크게 다쳤다. 흉관을 달고 누워 있는데도 산소포화도가 올라가지 않았다.

그 앞에 서서 지켜보아도, 왜 그런 것인지 이해할 수가 없었다. 흉부 엑스레이는 괜찮아 보였다. 튜브도 잘 들어가 있는 듯했다. 혈액도 적정량이 매달려 있었다. 그런데 산소포화도는 올라가지 않았다. 확인하고 또 확인해도 똑같았다.

나는 아이를 바라보았다. 남자아이였는지 여자아이였는지 기억나지 않는다. 그리고 그 이유를 나는 안다. 기다리면서 유일하게 느낀 것은 무력감뿐이었고, 나는 그 무력감을 마음속으로 헤쳐 나갔다. 흉부 엑스레이를 한 번 더 찍었다. 결과는 같았다. 나는 튜브를 다시 확인했다. 탐침探針도 다시 확인했다. 혈액은 잘 들어가고 있었다. CT 스캐너가 대기 중이었다. 산소포화도는 올라가지 않았다.

아이들은 조용했다. 사람들은 아주 심하게 다쳤을 때, 정말로 죽어가고 있을 때, 보통 큰 소리로 울지 못한다.

아이들 중 누구 하나 비명을 지르지 않았다. 그러나 한 명씩 죽었다. 현장에서, 응급실에서, 위층에서, 수술실에서, 중환자실에서. 아침이 되자 그들은 모두 떠났다.

그리고 그 남자, 아이들을 크레인에 태우고 공중으로 올려주었던 다정한 이웃 또한 떠났다. 그는 크레인 옆 땅바닥에 죽어 있었다. 생각하건대, 그는 그 자리에서 바로 죽은 것에 감사했을 것이다.

그는 원래 했어야 했던 대로 크레인을 고정시키는 대신 트레일러에서 들어 올렸다. 바람이 불지 않는 상태였다면 아무 일도 일어나지 않았을 것이다. 아이들은 가볍게 오르락내리락하면서 올라갔다 내려오곤 했을 것이다. 전에도 그랬다. 아이들은 버킷에 탄 채 밖을 내다보고 다시 내려와서 저녁을 먹으러 갔을 것이다. 방과 후였으니까.

돌풍이 불었다. 그것뿐이었다. 돌풍. 때때로 돌풍은 1년 중 그 시기에 강하게 분다. 어떤 때는 산쑥 지대 위로 모래바람을 일으키기도 한다.

돌풍이 아이들을 덮치고 크레인이 기울기 시작했을 때, 아이들은 모두 뛰어내리는 대신 버킷에 매달렸다. 보통 다 그렇게 하기 마련이니까.

. . .

순서. 순서에 대한 우리의 사랑은 대단하다. 나는 돌풍에 대해서, 도대체 왜 그 바람은 크레인을 중요하게 생각하지 않았을까에 대해서 생각했다. 우리는 밴을 탄 남자들, 수영장과 유아, 채우지 않은 안전벨트와 화재, 또는 캐비닛에 둔 알약에 도사린 위험에 대해 생각하지만, 이 위험은 친절함에서 비롯됐다. 친절한 어른 남자, 그리고 방과 후 크레인에 태워달라고 조르는 아이들. 그는 어쩌면 하루가 끝날 때쯤 피곤했을지 모른다.

　크레인은 나를 조금 변화시켰다. 이유는 모르겠다. 왜냐하면 이런 것들은 내가 이미 천 번이고 배운 교훈이기 때문이다. 나는 이런 일들을 배우고 또 배워왔다. 아마 내가 행동을 제대로 취하지 못했기 때문이리라. 나는 충분히 침착하지 못했다. 아이였기 때문에. 세상이 한순간에 변하고 뒤틀렸기 때문에. 이 사건에 대한 내 기억이 약간 부정확하기 때문에 이 사실을 그 어떤 것보다 잘 알고 있다. 이 기억은 덜 빛난다. 더 무뎌진 기억이며, 약간 혼탁하고 약간 흐릿하다. 불분명한 기억은 불길하다. 이것만큼은 확신한다.

　나는 크레인에 대해 명료하게 사고할 수가 없다. 명료하게 생각하는 일은 위로다. 명료하게 생각하는 것은 위안이다. 처음에는 시작, 그다음에는 중간, 그리고 끝. 어떤 이야기이든 아름다움과 순서를 가지고 풀어내면, 아마 세상은 따라올 것이다.

하지만 크레인에 대한 이야기는 전혀 이야기가 아니다. 이것은 단순 열거다. 버킷이 올라갔고, 바람이 불었다. 바람이 불었다.

크레인은 앞뒤로 흔들렸다. 하지만 그는 재빨리 버킷을 바닥에 내렸다. 그는 버킷의 문을 열었다. 아이들이 한 명씩 뛰어내렸다.

모두 집으로 돌아갔다.

말
:

목 위로 캐서린은 온순하고 학구적인 평범한 여성처럼 보였
고, 가는 금속테 안경 뒤로 반짝이는 눈이 있었다.

목 아래로 그녀는 거의 여자라고 할 수 없었다. 너무 거대하
고, 체액으로 가득해서 거의 거동할 수가 없었다. 그녀가 산소
마스크를 쓴 채 가쁜 숨을 내쉴 때, 우리는 그녀를 구급대원의
들것에서 침대로 옮겨야 했다.

그녀의 셔츠는 벗겨져 있었고, 우리가 시트를 올려 덮어줄
때까지 가슴이 드러나 있었다. 그녀의 피부는 회색빛이 돌고
축축했다. 손과 발은 퍼렜다. 그녀는 냉장고 안에 든 밀가루 봉
지를 만졌을 때처럼 차갑게 느껴졌다.

"숨이 안 쉬어져요. 너무 메스꺼워요. 도와주세요."

그 말들은 줄에 끼워진 구슬처럼 숨소리 사이로 하나씩 들려왔다.

"도와주세요." 그녀는 다시 한 번 말하고는 울기 시작했다. 그녀는 꺽꺽대면서 고삐 풀린 듯 울었다.

나는 그녀에게 인공호흡기를 사용하고 싶은지 물었다. 심장이 멎으면 우리가 어떻게 해주길 원하는지 물었다. 나는 단도직입적으로 얘기해야만 했다.

"원하는 거 없어요." 그녀가 말했다. "너무 메스꺼워요. 너무 무서워요. 제발 도와주세요."

"어떻게 해드리면 될까요?"

"메스꺼운 것 좀 해결해 줘요. 진통제 같은 것 좀. 세상에!"

그녀는 나에게 책임이 없음을 선언하였다. 그녀에겐 포기할 용기가 있었기 때문이다. 난 지켜보기만 하면 되었다.

그녀는 공포스러웠다.

· · ·

원발성 폐고혈압증은 불가사의하고 치명적이며 희귀하다. 면역체계가 폐혈관을 공격한다. 동맥이 경화되고 염증이 생긴다. 이에 심장은 동맥을 통해 혈액을 내보내는 것이 힘들어지고 수년 안에 기능을 멈추게 된다. 치료법은 없다. 기능 부전은 호흡곤란으로 시작해 현재 그녀의 상태로 귀결된다. 그녀는 집에서 구급차를 불렀다. 간호사는 일주일에 고작 몇 번 방문했는데, 그날은 오지 않았다.

그녀는 호스피스에 있었어야 했다. 하지만 그러는 대신 자신의 집에 혼자 있었다.

이름을 붙이는 일은 우리에게 위안을 준다. 특히 질병이 희귀할 때, 가능성이 낮을 때, 우리가 절대 겪지 않을 가능성이 클 때, 우리를 위로한다. 다른 건 몰라도 이것만큼은 나와 상관없을 거라고 생각한다. 그리고 그게 바로 당신이 받아들이는 불확실성이다. 그녀의 고통은 분명 그녀의 것이었다. 그것은 유명인처럼, 하늘 위 유일한 별처럼 그녀를 선택했다.

· · ·

병원은 만원이었다. 병원은 늘 만원이다.

위층에는 그녀를 보낼 곳도, 몇 시간 누워 있게 할 곳도 없었다. 사람들이 로비에서 기다리고 있는 오후에는 응급실밖에 없다.

잠시 그녀는 울음을 그쳤다.

"저희가 연락드렸으면 하는 분이 있나요?"

"어머니는 연세가 많으세요. 운전도 안 하시고요. 엄마한테는 제발 전화하지 마세요."

그래서 우리는 전화하지 않았다. 하지만 그녀는 대화를 하고 싶어 했고, 혼자 있고 싶어 하지 않았다. 우리는 알 수 있었다.

나는 그녀에게 어떤 일을 했었고 어디에서 왔는지 물었다. 마치 우리가 서로를 알아가는 중인 것처럼.

"전 예술가예요." 그녀가 말했다. 그녀의 입술이 연못의 동그란 파장처럼 작은 원을 만들었다.

"어떤 예술을 하시나요?"

"수채화를 그려요."

그러고 나서 그녀는 다시 흐느끼기 시작했고, 두 손을 열었다 닫았다 했다.

결국 나에게 달린 일이었다. 그녀에게 모르핀을 얼마나 줘야 할 것인가?

· · ·

한번은, 내가 어렸을 때, 인도 해안에서 몇 킬로미터 떨어진 곳에서 마차를 탄 적이 있다. 우리는 마을 외곽의 호텔로 가고 있었다.

우리는 부드럽고 뜨겁고 바람이 부는 밤, 어둠 속에서 마차에 올라타 기분 좋게 출발했다. 말의 발굽이 흙길을 두드렸고, 파도는 해변을 지나 멀리서 큰 소리를 내며 철썩였다. 달이 구름 사이로 떠 있었고, 어슴푸레하면서도 신나는 밤이었다.

하지만 얼마 후 그 말이 얼마나 기진맥진했는지 여실히 드러났다. 말은 속도를 유지하지 못했다. 우리는 어둠 속에서 그 사실을 거의 눈치채지 못했다. 마부는 말이 축 늘어질 때마다 채

찍을 휘두르고 또 휘두르면서, 좀 더 빨리 마을로 돌아가 다른 손님을 받으려고 했다. 내가 그의 팔을 붙잡고 그만하라고 했던 것을 기억한다. 그는 어리둥절하고 짜증 난 표정으로 나를 쳐다 봤다. 마치 이렇게 말하듯이. 그냥 말일 뿐이야. 넌 누구니?

. . .

모르핀. 이 문제가 나를 짓눌렀다. 너무 많이 투여하면 환자가 죽고, 덜 투여하는 것은 더 안 좋았다. 그 경계가 너무 모호했다. 그녀는 죽어가고 있었지만, 그래도 죽게 하고 싶지 않았다. 그런 결정을 하는 것은 본능이다. 뭔가를 하고 싶은 것. 그 욕구는 매우 강력하다. 스스로 욕구를 견뎌야 한다. 아무것도 하지 않는 것은 더 위대한 훈련방식이다.

하지만 그다음 단계—밀어붙이고 그 일을 끝내버리는 것—는 훨씬 더 어려운 행동이다. 그것은 특정한 종류의 용기를 필요로 한다. 틀리면 안 된다. 의심하지 않아야 한다.

나는 근무 중이었고, 봐야 할 다른 환자들도 많았다. 그녀에게 할애한 시간은 고작 몇 분이었다. 악수를 나눌 새로운 손들이 있었고, 지시할 테스트가 있었다. 레지던트와 학생들도 있었고, 확인해야 할 심전도가 있었으며, 타이핑해야 할 메모와 대답해야 할 질문들이 있었다. 구급차가 계속 들어오고 있었고 사람들이 지나다니고 있었다. 그러는 동안 바지 뒷주머니에서는 휴대폰이 계속 울려댔다.

나는 외면하고 싶었고, 그렇게 했다. 하지만 시간이 흐를수록 그녀의 존재가 느껴졌다. 그녀가 구석의 커튼 뒤에서 울면서 애원하고 있다는 걸 알고 있었다. 간호사가 옆에 앉아 그녀의 손을 잡아주고 있는 동안 그녀가 내뱉은 애원의 말들은 고문을 가하는 이에게 하는 말처럼 막연했다.

그래서 나는 타협했다. 그녀에게 거의 충분할 만큼의 양을 주었다.

. . .

그녀가 지독한 경계심을 내려놓기까지는 몇 시간이 걸렸다. 하지만 결국, 예상한 대로, 그녀는 혼란스러워했다.

그래서 그녀는 덜 공포스러워졌다. 관찰하는 자와 관찰 당하는 자 사이의 틈은 더 커졌다. 호흡이 느려지고 머리는 뒤로 젖혀지기 시작했으며 입이 벌어지기 시작했다. 그녀는 헉 하고 숨을 뱉으며 깨어나 위를 쳐다보고 눈을 조금 깜박거리곤 했다. 잠결에 꿈을 꾸는 사람처럼 신음했다.

간호사는 여전히 그녀와 함께 앉아 있었고, 여전히 손을 잡아주고 있었지만, 그녀 또한 일어나서 일을 해야 했다. 그리고 최악의 상황에 있었다. 아직 서른도 채 되지 않은 젊은 여성인 그녀에게 삶은 호락호락하지 않다. 내야 할 공과금이 있고 키울 자식이, 해결해야 할 문제가 있다. 이런 이야기들은 간호사들끼리 서로 대화하는 것을 지나가다 들어서 알고 있다. 간호사들은 가끔 나에게 말을 걸기도 한다.

그때쯤 우리는 경보가 울리지 않도록 모니터를 껐다.

그 일은 그녀에게 맡겨졌다. 할 수 있을 때에 그 환자 곁에 앉아서, 시간이 흘러가고 밝은 조명이 내려앉는 동안 환자를 똑바로 바라보면서 위로하려고 애쓴 사람은 그녀였다.

. . .

한 사람의 삶의 끝은 기껏해야 방 한 칸을 차지한다. 하지만 그것은 그 방을 가득 채우고, 그 안에는 경외감이 있다. 모두가 그것을 느낄 수 있다.

나는 경외감을 느꼈다. 하지만 어렸을 때만큼은 아니었고, 그 또한 내 마음에 남아 있던 것이다. 운이 좋지 않다면, 시간이 흐를수록 마음의 냉담함이 힘을 얻고, 명료함을 강요한다. 그렇게 당신은 무심함의 일부가 된다. 경험은 세상의 잔인함을 있는 그대로 보는 일을 멈추게 한다. 이는 당신이 가지 않도록 저항해야 하는 길이며, 저항할 것을 스스로 상기시켜야 하는 일이다.

마침내 그녀는 숨을 헐떡이며 깨어나기를 멈추었다. 그녀의 머리는 영원히 뒤로 젖혀졌고 호흡기에 가려진 입은 벌어졌다. 안경은 여전히 쓰고 있었다. 그녀의 호흡은 점점 더 희미해졌다. 그녀의 얼굴은 천천히 퍼렇게 질려 손의 색깔과 어울리게 되었다. 나는 그 자리에 충분하고 넘칠 만큼 오래 있었다.

수채화가. 가장 온화하고, 가장 무해한 여성들.

. . .

그 호텔은 콘크리트 건물이었고, 수 킬로미터 내에서 가장 좋은 곳이었다. 호텔은 투광 조명등으로 환하게 밝혀 있었고, 물가에도 투광 조명등이 있어 밤 수영을 하는 이들을 위해 파도를 비추고 있었다. 3등 열차와 더위, 도처에 있는 거지들을 지나고 나니 그곳이 기적처럼 보였다.

우리는 색 바랜 술이 달리고 빨강 파랑 페인트가 다 벗겨졌으며 뒤쪽 쿠션은 낡아빠진 마차에서 내렸다. 벨보이들이 가방을 들어주기 위해 모여들었고, 우리는 처음으로 말을 제대로 볼 수 있었다.

말은 불빛 아래 서 있었다. 내가 말의 모습에 얼마나 깊은 충격을 받았는지 기억한다. 말의 갈비뼈는 나뭇가지 같았고, 쥐색 털가죽 중 멍에에 쏠린 부분은 털이 다 빠져 있었다.

아직 그 말을 볼 수 있다고 믿고 싶다. 오랜 세월이 흐른 뒤, 내가 그것을 완전히 모른 체하지는 않았다고 생각하고 싶다.

마부가 소리를 내며 고삐를 흔들었고, 그들은 다시 어둠 속으로 들어갔다.

. . .

그녀의 사망을 선고했는데, 이는 과거에서부터 이어진 작은 의식이다. 나는 그녀의 가슴에 청진기를 대고 귀 기울여 듣는 시늉을 했다. 그녀의 눈에 조명을 비췄다. 그런 다음 시간을 선택했고, 그것을 간호사가 받아 적었다.

그것은 지어낸 정확함이었다. 오후 3시 30분이 아닌, 오후 3시 32분. 반올림이나 내림을 하지 않는다. 추정한 것이 아닌 실제로 잰 듯한 숫자를 고른다.

우리는 그녀의 시신을 천으로 덮어 장례식장으로 옮기기 전까지 안치할 제염실로 옮겼다. 청소부가 와서 다시 침대를 정돈하고 바닥을 닦았다. 여기서 방금 무슨 일이 있었는지 전혀 모르는 다른 환자가 실려 들어왔다.

그때 그녀의 곁에 앉아 최선을 다했던 간호사가 복도로 나왔다. 나는 그녀를 따라가 어깨를 툭 치고는 어떤 말―정확히 어떤 말인지는 잊었다―을 건넸는데, 그녀는 어깨를 으쓱해 보이고는 가버렸다.

10분 후 그녀는 깊고 조용한 눈을 하고는 돌아왔다. 나는 그녀가 울었고, 다시 마음을 가다듬고 있었다는 것을 알았다. 그녀를 보면서 나는 생각했다. 저렇게나 어린데. 앞으로 보게 될 것들이 아주 많이 남아 있는데.

해바라기

:

그녀는 딸들을 곁에 둔 채 누워서 무표정하게 듣고 있었다. 베트남어 통역사가 캘리포니아에서 온 비디오 콘솔을 통해 말했다.

"환자분께서 일 년 동안 통증을 겪으셨다고 합니다."

아주 작고, 어린아이처럼 마른 여자. 그녀의 딸들은 나를 똑바로 쳐다보더니, 맏딸이 돌아서서 기계를 통해 통역사에게 말을 걸었다.

"병원에서도 원인을 모른다면서 왜 상태가 악화되고 있냐고 말하십니다."

"저도 모르겠습니다." 내가 답했다. "환자분께 전문의 예약 진료에 왜 안 오셨는지 물어봐주세요."

통역사는 길게 말했고, 나는 또 어떤 다른 말들이, 왜 더해지는지 궁금했다. "데려다주는 사람이 없었대요." 통역사가 마침내 입을 열었다.

"환자분께 외롭냐고 물어보세요." 나는 딸들을 보며 말했다. "환자분께서 혼자 사시는 걸 압니다."

통역사가 말했고, 여자가 대답했다.

"아니요." 통역사가 말했다. "외롭지 않다고 하십니다. 복부에 통증이 있다고 하시고요."

"검사 결과가 나왔는지 한번 보겠습니다." 내가 말했다. 원처럼 끝없이 반복되었기 때문이다.

그들은 서로 얼굴을 마주 보았다.

나는 데스크로 돌아와 컴퓨터에 저장된 메모를 열고 수십 년을 거슬러 올라가는 수십 건의 외래 기록을 보았다. 그러다가 그의 이름을 보게 되었다.

조.

나는 문득 그가 내가 앉아 있는 이 자리에 앉아서, 얼마 되지 않은 과거에 같은 컴퓨터로 같은 여자와 그의 딸들에 대해 타자로 입력하고 있었으리라는 사실을 깨달았다. 그가 그 여자에 대해 기록한 내용을 읽는 것, 그리고 그의 생각이 내가 느낀 점과 정확히 일치하는 것을 확인하는 일은 완전히 기괴한 기분이 들게 했다.

...

조는 거대한 남자였다. 그의 몸무게는 아무도 물어보고 싶지 않은 질문처럼 그를 괴롭혔다. 그는 어떻게 그렇게까지 커질 수 있었을까? 왜 더 절제하지 못하고 힘을 내지 못하고 스스로를 믿지 못했을까?

긴 밤을 보내기 위해 혼자 일하는 응급실의 경증 환자 구역에 들어올 때면 그는 항상 휴게실에서 몇 분간 명상을 한 뒤 교대근무를 시작하곤 했다. 그는 앉아서 눈을 감고 두 손을 뻗은 채 귀에 꽂은 이어버드를 통해 휴대폰에서 나오는 무언가를 들었다. 그것은 음악일 수도 있고, 설교나 자기 계발서, 또는 일종의 만트라였을 수도 있다. 볼륨을 항상 낮게 유지했기 때문에 나는 한 번도 들어본 적이 없다. 그리고 휴게실에 들어갔을 때 그가 거기서 그렇게 두 눈을 감고 뭔가를 듣고 있으면, 나는 늘 그냥 나왔다. 자리를 피했다. 검은 염소수염에 포니테일을 한 그가 카우보이 부츠를 신고 의자를 가득 채우며 앉아 그 거대한 무게의 존재감을 드러내며 앞으로의 몇 시간을 눈에 띄게 준비하고 있는 모습을 보는 것이 심란했기 때문이다.

12시간의 야간 근무는 시작과 함께 마치 끝이 온 것처럼 느껴진다. 그것은 늘 시련이므로 당신은 앞에 놓인 피로의 무게를 먼저 느낀다. 모든 것이 약간 이상하게 여겨진다. 흔들리는 불빛으로 텅 빈 주차장을 비추는 전조등, 어둠 속을 걸어가는 자신의 발소리.

일단 일을 하다 보면 다시 일상이 된다. 새벽 서너 시에 느껴지는 육체를 향한 익숙한 저항, 호출이 오면 번뜩 깨어나는 정신, 눈앞에 쌓인 환자들이 겪는 어려움이 기록된 차트들, 주의를 기울이도록 스스로를 상기시켜야 하고, 정신이 점점 흐릿해졌다가 해가 뜨면 다시 또렷해지는 것을 느낄 수 있는 상태. 당신은 여러 사건 사고와 그에 관련해 내려야 하는 결정들에 꼭 따라붙는 두려움의 속삭임을 뒤편에 치워둔다.

조는 야간 근무를 많이 했다. 그는 아무도 가까이하고 싶지 않은 낯선 사람으로 남아 있었다. 때로 이런저런 말들이 나왔고, 친절한 말들은 아니었지만, 노골적인 잔인함에 진심으로 신경을 쓰는 사람은 아무도 없었다. 대체로 로비의 배경과 그것의 무정함, 확연히 눈에 띄는 몸집을 가진 한 남자에 대한 무관심이자 어렴풋한 멸시가 담긴 관용에서 비롯되는 반응이었다.

그러나 조는 자신이 맡은 일을 잘했고, 몸무게가 그 능력을 가렸다. 조의 몸과 조용한 성격은 그에 대한 사적인 정보를 모두로부터 숨겼다. 그리고 그는 혼자서, 밤새도록, 꾸준히, 어김없이 일을 했다. 나는 그를 존경하지는 않았지만, 신뢰했다. 그건 사실이다. 나 역시 다른 모두처럼 그를 평가했다.

· · ·

이따금 우리 마음속 두려움을 드러나게 하는 사람들이 있다. 내가 저 사람이 될 수도 있어, 이런 생각들을 한다. 하지만 나는 그를 내가 결코 될 수 없는 사람, 어떤 쪽으로든 나와 전혀 공통점이 없는 사람으로 생각했다. 나는 그를 좋아하지도 싫어하지도 않았다. 우리는 서로를 우호적이지도, 비우호적이지도 않은, 거의 완벽하게 무관심한 시선으로 바라봤다. 결국 나는 그가 어디에서 왔는지, 어디로 가고 있는지, 그에 대해 전혀 모르고 있었음을 깨달았다.

하지만 간호사들은 이야기했다. 그들은 조의 열정에 대해, 전 부인들과 여자 친구들에 대해 이야기했다. 그리고 아기와 아이의 중간 어디쯤에 있는 자녀에 대해서도 말했다. 내가 알고 있는 것은 그 아이가 한때 아팠다는 사실 정도였다. 간호사들은 그가 자신이 힘들었던 시기—아마도 그런 날들이 많았을 것이다—에 대한 이야기를 해주었기에 이런 것들을 알고 있었다.

언젠가 그가 나에게 오토바이에 대한 이야기를 했다. 주말에 타고 사막을 지나 여러 마을로 나갔던 할리에 대해서. 그리고 자신이 사진 찍는 것을 좋아한다고 했다. 별거 아닌 대화였던 것 같다. 어떤 일이 일어나고 나서 생각해 내기 위해 기억 속으로 다시 손을 뻗어보는 그런 이야기. 그는 중서부 어딘가에서 왔을 것이다. 그는 수많은 병원에서 일했다. 이제 그는 한동안 여기에 붙어 있었다. 몇 년쯤 됐나, 아마도 그 자신도 확실히 몰랐을 것이다.

내가 조에 대해 다시 생각하게 된 이유는 아마도 그가 나에게는 일종의 시험이었기 때문이다. 자비로운 사람이 될 수 있는가? 아무런 감정이 안 드는 사람에게 연민을 느낄 수 있는가?

우리의 냉담한 마음이 우리 자신을 드러낸다.

· · ·

간호라는 것은 고통에 대해 자기 자신에게 끝없이 되뇌는 일이다. 이런 얘기는 하면 안 된다. 그러나 아주 많은 이들이 간호 일을 하면서 나쁜 파트너와 고통스러워하는 아이들을 참고 견딘다. 아주 많은 이들이 약한 사람의 기분을 맞추고 무자비한 사람을 달래는, 끝없는 순환에 사로잡힌다. 그 패턴은 대부분 밤의 인물들, 즉 낮에는 어울리지 못하는 것처럼 느껴져서 밤을 선택한 사람들에게서 반복되고 또 반복된다. 야간 근무는 불편함과 불안함을 느끼는 사람들, 사람들 주변을 겉도는 사람들, 외로운 사람들, 때로는 비밀이 있고, 세상으로부터 몇 발짝 떨어져 있고 싶은 사람들을 위한 것이다.

병원은 낮보다 밤에 더 순수하다. 아무도 당신을 괴롭히지 않는 곳, 단지 일만 하면 되는 곳, 한밤중에 흐르는 시간 속에 고요함이 더 커지고 길어지는 곳에 홀로 남겨지는 느낌이 있다. 더 적은 업무량과 조가 주위 간호사들에게 자신의 인생에 대해 털어놓은 것과 같은, 더 커지는 친밀감에 대한 대가는 시간이 더 무겁게 내려앉는다는 사실이다. 몸의 통증이 느껴지고 생각이 느려지면, 일어나서 걸어 다니고, 스스로를 흔들어 깨워야 한다. 항상 집중을 하고 있어야 하기 때문이다.

간호사들은 그들의 방식으로 그를 도와주었다.

. . .

나중에 안나가 조에게 무슨 일이 있었는지 말해 줬다. 안나는 짙은 색 머리에 짙은 색 눈을 한 조용한 여성으로, 도시에서 태어나고 자랐으며—멀리 여행을 간 적도 없다—자녀와 함께 살고, 자신의 삶에 대해 별로 이야기하거나 나누지 않는 사람이다. 그녀는 오랫동안 간호사로 있었다. 그녀의 가족은 수백 년 동안 뉴멕시코에서 살았다.

조는 아내와 헤어지고 값싼 아파트로 이사했다. 그의 아내가 어린 딸을 키웠다. 그가 가진 돈의 상당 부분이 아내와 딸에게 들어갔고, 조에게는 그걸로 충분했지만 그 이상은 아니었다. 조는 의사가 아니라, 같은 일을 하고 절반의 연봉을 받는 보조 의사physician assistant(소정의 훈련과 교육을 받고 시험을 거쳐 인정을 받아 의사의 감독하에 병력 작성, 이학적 검사, 진찰, 치료 및 간단한 수술 등 의사가 행하는 일부 업무를 할 수 있는 사람. P. A.라고 약기한다. 한국에는 아직 P. A. 제도가 없고 사실상 간호사가 그 역할을 대신하고 있다. 최근에 P. A.의 필요성이 대두되면서 언론에서는 '진료 보조 인력'이라는 표현을 쓰기도 한다-옮긴이 주)였기 때문이다. 이것은 미래다. 비즈니스이다.

그래서 조와 같은 사람들은 수요가 있다. 어디에나 일자리와 선택권이 있다. 하지만 그는 사막과 비어 있는 공간을 좋아했고, 어린 딸의 양육을 돕고 싶다면 어차피 떠날 수도 없었다.

조는 외로웠고, 함께 지낼 친구가 필요해 보호소에서 개를 한 마리 데려왔다. 그 개는 어리고 에너지가 넘치는, 몸이 호리호리한 갈색의 뉴멕시칸 믹스견이었다. 전에 한 번, 그가 팔에 안고 있는 사진을 휴대폰에서 본 적이 있다.

그는 살을 빼려고 하고 있었다. 그는 개를 산책시켰다. 개는 그의 친구이자 격려가 되는 존재였다. 눈 오는 아침, 얼음이 언 인도에서 개가 목줄을 세게 당기면서 그가 미끄러졌다.

조는 몸무게가 130킬로그램이 넘었고, 키는 평균이었다. 그는 뼈에서 햄스트링이 거의 완전히 찢어져 나갈 정도의 힘으로 넘어졌다.

안나는 개를 데리고 가서 보살폈고, 근육을 다시 붙이는 수술을 받고 병원에 있는 그를 찾아갔고, 나중에 그가 일어나 걷기 시작하자 재활원에 있는 그를 방문했다.

그 당시에 나는 이런 사실을 전혀 몰랐다. 그저 그가 몇 주간 안 보인다는 것만 알고 있었다. 그가 떠난 줄도 몰랐다.

. . .

내가 낮 시간에 간호사들과 그만큼 쉽게 이야기를 나누

며 그런 사실을 알게 되었을는지 잘 모르겠다. 그들은 직업과 고민과 가정이 있는 삼사십 대 여성들이고, 조의 삶 구석구석—혼란함, 외로움—을 잘 알고 있었고, 심지어 때로는 그런 것들에 대해 뒷얘기를 하고 웃기도 했지만, 그가 넘어졌을 때 그를 도운 건 결국 그들이었다. 조에게는 아무도 없었기 때문이다.

이 외로움은 미국에 대한 이야기다. 이는 미국에서 백인으로서 살아가면서 겪는 고충 중 하나인데, 아무도 이에 대해 말하지 않는다. 백인은 결국 혼자인 경우가 많기 때문이다. 그들의 친구들은 한 명씩 오거나 둘이 짝지어 오거나, 아예 오지 않는다. 미국의 백인 가정은 흩어져 있고 서로 무관심하며 상황에 의해, 일과 결혼, 이혼, 그리고 그 밖의 모든 이유로 인해 다른 곳으로, 다른 주와 도시로 가 멀리 떨어져 살면서, 개인주의에, 시장에, 그리고 모두가 홀로 자신만의 길로 나아가야 한다는 생각에 사로잡혀 있다.

뼈에서 찢겨나간 햄스트링을 다시 붙이는 수술은 잔인하고 고통스럽다. 그리고 그 정도로 무게가 많이 나가는 경우에는 모든 게 더 심각해진다. 진물이 흐르는 상처, 요강, 카테터, 땀과 악취, 깨끗한 상태를 유지하는 것이 불가능한 상황. 그래서 그 무거운 몸과 진물이 가득한 상처를 극복하고 치유하려고 애쓰는 과정은 그에게 끔찍한 시련이었다.

그는 그 일이 일어났을 때 시설에서 항생제를 복용하며 더디게 회복 중이었다.

그는 시설에서 그를 외면했을 때 안나에게 도움을 요청했다. 안나는 저장해 둔 문자를 나에게 보여주었다. 그녀는 울고 있지는 않았지만 거의 울기 직전이었다.

나 PE가 오는 거 같아요. 그는 문자에 썼다. 여기에서는 호출 버튼 눌러도 응답이 없을 거예요.

나는 그녀의 전화기를 손에 쥐고 절박하고 겁에 질린 문자들을 차례로 읽었다. 너무 늦어버리기까지 그녀가 몇 시간 동안 확인하지 못한 문자들. 나는 화창한 오후, 혼자서는 일어나지 못하고 침대에 누워 있는 거대한 그의 모습을 떠올렸다. 그는 뭐가 잘못됐는지 말을 했음에도 위급함을 인지하지 못한 간병인들의 무관심과 무지에 갇혀 있었다. 산 채로 묻히는 기분이었을 것이다.

그는 정확하기까지 했다. PE, 폐색전이었다. 폐 안으로 혈전이 흘러들어가고 있었다. 몇 주간 등을 대고 누워 있었기 때문이다. 그의 경우처럼 혈전이 크면 통증, 호흡곤란, 공포감을 유발한다.

그래서 그는 그곳에 누워 문자메시지를 보내고 기다리면서 도와달라고 외쳤다. 그리고 마침내 구급차가 도착했을 때, 그는 죽어 있었다.

. . .

많은 사람들에게 이야기는 거기서 끝난다. 신문 속 부고, 무덤 옆에서 치러지는 예배, 그리고 그들을 스쳐 돌아가는 평범한 삶들에 의해 아주 빠르게 채워지는 부재, 우리가 아는 거의 모든 이를 향한 원초적 무관심.

그러지 않기 위해서는 노력이 필요하다. 자신보다 더 크고 어쩌면 더 나은 무엇인가를 필요로 한다. 안나와 같은 사람이 필요하다. 그녀는 조의 죽음 이후에 한 일로 나를 깜짝 놀라게 했다.

그녀는 조가 찍은 사진들로 전시회를 열었다. 그가 준 열쇠가 있었기에 그녀는 그의 아파트에 들어가 컴퓨터에 저장된 사진들을 찾았다.

수년간 그와 함께 일했던 간호사들은 돈을 기부했다. 그들은 가난하지는 않지만 공과금을 내는 일이 종종 버겁다. 그들에게 100달러는 큰 의미가 있다. 100달러는 제스처 그 이상이다. 하지만 그들은 각각 100달러를 투척했다. 그러고는 앉아서 수천 장의 사진을 훑어보았다.

조는 사진에 진지했다. 그는 좋은 카메라를 가지고 있었다. 그리고 주말이나 쉬는 날이면 할리를 타고 나갔다. 뉴멕시코에는 텅 빈 도로가 널려 있고 푸른 하늘과 암층과 소나무, 삼나무, 산쑥, 코요테, 그리고 북쪽 초원의 엘크, 서쪽의 검은 용암으로 가득하며, 남쪽으로는 수 킬로미터가 되는 사막이 펼쳐져 있다.

간호사들은 가장 마음에 드는 사진들을 인쇄해서 액자에 끼워두었다. 그들은 마을 변두리에 있는 공공도서관 하나를 빌렸다. 슈퍼마켓에서 하얀 케이크와 콜라를 샀다. 그리고 응급실에 전단을 붙이고 단체 이메일을 보냈다.

. . .

도서관은 우리 집에서 40분 거리에 있어서 나는 거의 안 가는 쪽으로 마음이 기울었었다. 사실 나는 그곳에 억지로 갔다. 왜냐하면 나에게 조는 손에 꼽는 소중한 사람 중 하나는 아니었기 때문이다. 만약 우리 입장이 바뀌었다면, 나는 그가 오리라고 전혀 예상하지 못했을 것이다.

나는 그보다 약간 나이가 많았다. 그는 고작 40대 초반이었기에 그렇게 자기 몸무게를 지탱할 수 있었다. 몇 년 후에는 그렇게 하기가 불가능해졌을 것이다.

하지만 나는 갔다. 차를 타고 교외로 나가는 길을 따라갔다. 집값이 조금 더 싸고 치안도 그렇게 나쁘지 않은 교외 지역, 직장은 있지만 돈은 많지 않은 사람들이 모든 걸 유지할 수 있을 만큼 충분히 가족을 잘 부양할 수 있는 곳.

간호사들은—그중 몇 명만—각자의 남편과 함께 그곳에 있었다. 그리고 그들은 나를 보고 놀라면서도 기뻐했다. 우리 모두 바닐라 프로스팅이 올라간 하얀 케이크를 먹으면서 콜라를 조금 곁들여 마셨다.

예산이 적어서 벽에 걸린 사진은 많지 않았다. 겨우 열두 점 밖에 안 되었는데, 하비로비에서 산 액자에 각각 손으로 공들여 쓴 제목이 적혀 있었다.

대부분의 사진이 좋았다. 현지 식당에서 파는 사진이 좋다거나, 고등학교 사진전에서 수상한 사진이 좋다거나 하는 식으로 좋았다. 아치, 문, 토담. 햇볕에 말린 고추. 텅 빈 길. 샌타페이가 만들어낸 색감이 최고조인 사시나무, 태양과 상그레 데 크리스토 산맥 위로 드리운 하얀 구름을 배경으로 말을 타고 있는 한 남자. 그리고 지하 동굴 깊숙한 곳에 투광 조명등이 있던 칼즈배드.

그런데 해바라기 사진은 다른 것보다 더 좋았다. 아주 좋은 렌즈로, 가까이에서 찍은 사진인데, 흑백의 모습이 내 눈길을 확 끌어당겼다. 나는 그 앞에 서서 그것이 나를 채우도록 잠시 두었다. 아름다웠기 때문이다.

그 행사는 참석률이 저조했다. 시간대도 안 좋았고 먼 길이었고, 이런저런 이유로. 다른 의사들은 아무도 오지 않았다. 나는 그들을 비난하지 않았다. 내가 참석한 이유는 복잡했지만, 결국 간호사들의 친절한 마음이 나를 겸허하게 만들었고, 그래서 갔던 것 같다. 내 눈에 그 마음이 아주 분명히 보였고, 그에 견주었을 때 나 자신이 한없이 모자라다는 사실을 알았다. 어둑한 저녁에 40분을 운전해서 간다는 것은 자축을 위한 노력이자 희생처럼 여겨졌지만, 내가 틀렸다. 그 해바라기를 보면서 비로소 그에 대해 어떤 마음이 들었기 때문이다. 지금 생각해 보면 그것 때문에 거기에 갔던 것 같다. 마음에 슬픔의 감정이 부재하다는 것은 아주 위험하고 공허한 일이므로.

. . .

그가 메모한 내용은 다음과 같다.

[육십육]세의 베트남어를 사용하고 만성 복통 호소 및 여러 차례의 내분비내과 진료 이력이 있는 여성이 오늘 같은 통증을 호소한다. 이 환자는 검사 결과 정상 수치를 보이고 있다. 영상 진단이 필요한 것 같진 않다. 나는 환자에게 1차 의료 기관에서 후속 진료를 받고, 진료를 빠뜨리고 가지 않는 일이 없도록 할 것을 권해 왔다. 그녀는 과거에 여러 차례 진료를 가지 않고 나중에 더 증상이 나빠져서 돌아온 적이 있다. 나는 베트남어 통역사의 도움을 받아 함께 자리에 있던 환자 가족에게 이 부분에 대해 상세히 설명했다.

그런 뒤 그는 만성 복통 진단을 내리고 그 환자를 퇴원시켰다.

그래서 나는 방으로 돌아와 캘리포니아에 있는 통역사에게 비디오 콘솔로 다시 전화를 걸고 침묵 속에서 기다렸다.

"환자분을 집에 가시도록 할 겁니다." 화면이 떴을 때 내가 말했다. "오늘 환자분의 검사 결과는 정상입니다. 진료를 잘 받으셔야 합니다. 제가 환자분 기록을 살펴봤고, 이런 일이 이전에도 여러 번 있었다는 걸 알고 있어요. 이해하시나요?"

통역사는 스피커폰을 켜고 이야기를 했고, 환자와 환자 딸들이 들으려고 애쓰는 가운데 그녀의 목소리는 멀리 있는 것처럼, 분리가 된 듯하고 깡통이 찌그러지는 것과 같은 소리가 났다.

그들이 대답을 하면 통역사가 다시 말했다.

"네." 그녀가 말했다. "이해하고 있어요."

눈보라

:

그는 나에게 전화를 했다. 아파서, 숨이 차서 등등의 이유로. 그러고는 집으로 들어가지 않았다. 그는 결국 혼자 살기로, 혼자가 되기로 결정했다.

나는 좋은 아들처럼 그에게 소리쳤다. 목소리를 들으면 그가 원하는 것이 무엇인지 알았기에 경우에 따라서 겁을 주고 고집했다. 그는 안전하기를 바랐고 살기를, 보살핌을 받기를 원했다. 육체가 망가지기 시작하는 수많은 노인들처럼 고집 세고 어리석고 두려워했으며 어린아이처럼 행동했다.

하지만 그날 밤 그는 내 말을 들었고, 병원에 갔고, 그들은 그를 살렸다. 그들은 그를 심혈관조영실로 데려갔다. 그의 몸

안에는 그들이나 내가 예상했던 것보다 크기가 큰 폐색이 그를 죽이려고 태세를 갖추고 있었다. 수확되길 기다리는 뚱뚱하고 달콤한 베리처럼.

차로 10시간 거리다. 나는 출발할 수 있게 됐을 때 바로 출발했다.

· · ·

그렇게 나는 새 차 냄새를 맡으며 가죽 시트와 스테레오를 느끼며 대시보드 위 색색의 숫자들을 보며 어둠 속에서 콜로라도를 향해 북쪽으로 차를 몰고 가고 있었다. 타이어의 압력과 바깥 공기로 내가 얼마나 멀리 와 있는지 정확히 알고 있었다.

그때쯤 난 그들이 발견한 것이 무엇인지 알았고, 그가 괜찮다는 사실을 알았으며, 그의 심장이 손상되지 않았다는 것도 알았지만, 운전해 가면서 어쨌든 두려움을 느꼈다. 나는 부모가 떠날 준비를 시작하는, 앞 세대가 차차 사라지고 우리를 선두에 서게 만드는 그런 때를 눈앞에 두고 있었다.

처음에는 조금씩 내리기 시작하던 눈이 조명 위에 쏟아지듯 몰아쳐서 불빛을 약하게 했다. 눈보라 속에 산을 통과해 어둡고 텅 빈 길을 운전해 가는 것은 마치 깊은 심연으로 떨어지는 것 같다. 길이 하얗게 변하고 기온이 영상 3도까지 떨어지는 동안, 아래 깔고 앉은 온열 시트와 앞 유리가 내 손가락 마디에 뿜는 차가운 숨결을 느낄 수 있었다. 나는 클래식 음악을 틀었다. 그러고는 최면에 걸린 듯, 밤을 통과하며 계속 차를 몰았다. 하나, 둘, 셋, 손가락으로 천천히 숫자를 세듯 삶이 시간의 흐름을 표시하며 지나가는 그런 순간에 드는 생각들을 하면서.

. . .

아침에 도착한 병원은 엄청나게 컸고 절망적으로 비쌌다. 이런 병원들은 그 주변에서 오는 일로 유지된다. 그 병원 주위에도 일이 있었다. 아버지가 살기로 선택한 중간 규모의 콜로라도 마을에는 일자리가 있었고, 괜찮은 집들이 있었다. 미국에는 여전히 이런 곳이 존재하기 때문이다. 청구서는 완납되고 힘든 사정은 더욱 비밀이 되는 곳.

응급실 입구로 들어가는 순간 진이 빠졌다. 거대하고 깨끗하고, 장비가 잘 갖춰져 있으며 근무 중인 의사가 두어 명뿐이었는데, 수입이 좋고 그 돈을 벌기 위해 쳇바퀴를 도는 의사들이었기 때문이다. 숫자와 만족 점수, 속도를 사랑하는, 기다림이 짧음을 광고하고 새로운 전문의를 환영하는 광고판을 마을에 내건 그런 유의 병원이었다.

간호사가 안내 데스크로 가는 길을 알려주었고, 나는 응급실을 나와 한 여고생이 바이올린을 연주하고 있는 아트리움을 지나 나이 지긋한 자원봉사자가 데스크에 앉아 있는 곳으로 걸어갔다. 내가 길을 묻자 자원봉사자는 옅은 파란색 눈으로 나를 보며 미소 지었고, 나는 엘리베이터와 복도, 그리고 개인 병실을 찾아 문을 두드렸다.

아버지는 작아 보였고, 떠는 듯했으며 외로워 보였다. 그는 병원 가운을 입은 채 침대 옆 의자에 앉아 있었다.

$$\cdots$$

어린 시절 브라질에 살았을 때, 우리 아파트 근처에서 갱단에게 기습당한 적이 있다. 대여섯 명쯤 있었다. 나는 어머니 심부름으로 우유를 사러 슈퍼마켓에 가는 길이었는데, 갑자기 그들이 나타났다. 우유를 담을 캔버스 쇼핑백을 들고 공원 잔디밭을 가로질러 걸어가던 중에 별안간 그들에게 둘러싸인 것이다. 그들은 큰 소리로 웃으면서 고함을 질렀고, 그중 한 명이 슬리퍼를 벗어 던지고는 뭘 갖다 바치기라도 하기를 기대하듯이 카포에이라 동작을 했던 게 기억난다.

나는 길을 건너서 차들 속으로 도망칠 수 있었다. 차들은 방향을 바꾸며 속도를 늦췄고, 운전자들은 경적을 울렸지만 나는 캔버스 쇼핑백을 들고 길을 건너 슈퍼마켓 안으로 들어갔다. 그들은 따라오지 않았다.

나는 우유를 샀다. 주의 깊게 슈퍼마켓 문밖을 내다보면서 30분 이상을 기다렸고, 그들이 간 줄 알았다.

그래서 우유를 들고 다시 길을 건너 아파트 쪽으로 걸어갔고, 몇 분간 스스로 안전하다고 생각했다.

하지만 그들은 아파트 건물 뒤에서 기다리고 있었다. 딱히 다른 할 일이 없었고, 심심했고, 내가 자기들과 약간 다른, 외국인이자 신기한 애라는 걸 알고 있었기 때문이다.

그래서 그들은 나를 다시 괴롭혔다. 손에 들린 우유가 든 쇼핑백을 걷어차서 바닥에 떨어뜨렸고, 우유가 쏟아졌고, 내 몸에 다 묻었다. 나는 있는 힘을 다해 맞서 싸우고 주먹을 휘두르면서 그들이 나를 아주 심하게 다치게 할지 모른다는 걸 직감했다. 이 상황은 학교 운동장에서 치고받는 수준이 아닌, 내가 이전에 경험한 어떤 것보다 훨씬 더 크고 무서운 일임을.

팔이 낙인 찍힌 것처럼 화끈거렸고, 나는 내가 물렸다는 것을 깨달았다. 그들 중 한 명이 자기 이가 내 팔 위쪽 살에 파묻힐 만큼 물었고, 잇자국이 난 자리의 완벽한 반달 모양을 한 푸른 멍 자국은 사라지기까지 몇 주가 걸렸다. 팔을 휙 뿌리쳐 빼고 반격을 한 다음 마치 늑대 무리에서 달아나듯이 도망치려고 했고, 완전히 실패했던 기억이 난다. 늑대가 너무 많았기 때문이다.

나는 가톨릭 사제에게 구원받았다. 그는 카속(성직자들이 입는, 보통 검은색이나 주홍색의 옷-옮긴이 주)을 입고 지나가던 중이었다. 젊은 사제였고, 십자가를 든 손을 들어 올린 채 포르투갈어로 소리치며 나를 구하러 왔다. 하느님의 이름으로 멈추어라.

기적적으로, 그들은 멈췄다. 사제의 말을 들었다. 이건 오늘 날까지도 놀랍다. 그들은 뒤로 물러나 나를 보내주었고, 마치 진실이 확인된 것처럼 눈을 반짝이며 의기양양하게 서 있던 그 사제의 모습이 기억난다.

나는 충격과 두려움에 질린 채 집으로 뛰어갔는데, 팔에 사람에게 물려 피가 나는 상처가 있었지만 우유는 없었다.

아버지는 그때 40대 중반이었다. 문 앞에서 아버지를 보고 나는 자초지종을 이야기했고, 아버지는 지금의 내가 하지 않을 일을 했다.

아버지는 나를 끌고 다시 계단을 내려가 그들이 어디에 있는지 물은 다음 그 뒤를 따라갔다.

사제는 가고 없었다. 하지만 그들은 여전히 공원의 나무 아래 잔디에 앉아 있었고, 아버지는 그들을 발견하고는 주저하지 않았다. 잔디밭을 가로질러 전속력으로 그들에게 돌진했다.

그 나이에도 아버지는 여전히 유연하고 빠르고 강했다. 젊은 시절에 비해 그렇게 다르지 않았다. 아버지는 권투 선수이자 레슬링 선수이자 대학 쿼터백 출신이었다. 하지만 지금껏 아버지한테서 이런 흉포함 비슷한 것이라도 본 적이 없다. 물론 그 안에 존재하는 줄은 알았지만. 그런데 그날 아주 분명하게 보았고, 그것은 섬뜩했다. 아버지가 스스로를 통제하지 못하고 있었기 때문이다.

아버지가 잔디밭을 가로질러 복수하러 오는 것을 보고, 그들은 주변의 아파트 건물들 사이로 흩어져 달아났다. 그 순간 그들은 남자아이들이었고, 남자아이들처럼 반응했다. 지금 생각하면 다행이다. 아버지가 아무도 잡지 못한 것이 모두에게 다행이다.

. . .

나는 멀쑥하고 자신감 넘치는 심장병 전문의와 함께 앉아 있었다. 그는 몸을 구부리고 있는데도 키가 컸고 살짝 빛이 바랜 하얀 가운에 운동화를 신고 있었다. 내 또래의 남자였고, 자신은 광야에서 홀로 하이킹을 하고 말을 듣지 않는 그런 노인들을 좋아한다고 말했다. 나는 그게 무슨 뜻인지 알았다. 기운이 좋은 노인들, 포기하지 않고 삶에서 마지못해 끌려 나가야 할 노인들.

심장병 전문의는 인내심을 가지고 보조 의자에 앉아 세부 사항을 설명한 뒤 다시 질문에 대답했고, 아버지는 자리에 똑바로 앉아서 자신을 구해 준 사람을 매우 주의 깊고 조심스럽게 쳐다봤다.

나는 병실 밖 복도에서 의사에게 감사를 표했다. 내 목소리에 고마움이 묻어났고 눈물이 나기 직전이었다. 상대는 눈치채지는 못한 것 같지만.

나는 그가 복도에 서 있을 때, 나에게 완전히는 아니지만 거의 대학 때나 쓸 법한 전문용어로 병변을 설명할 때, 그가 가진 힘을 느꼈다. 그리고 주변을 둘러싼 병원의 힘을, 그 안에 내려앉은 운명의 무게 또한 느꼈다. 물론 이런 상황을 모두 이해했지만, 나는 그가 서 있는 그 자리에 서서 모든 사건 위로 표류하면서, 그것들이 가지는 의미가 냉랭하게 나를 스쳐 지나가고 빨리 흘러가버림을 느끼는 것에 익숙했다. 나는 지금 그 반대편에 있다. 강을 건넜고, 다른 이들과 함께 있었다.

· · ·

아버지는 당신이 차를 몰고 집에 가겠다고 고집했다. 이틀 전 주차장에 트럭을 두고 온 것이다. 그는 원하면 언제든 새 차를 살 수 있다. 하지만 그렇게 하기를 거부한다.

그것은 주행거리가 거의 48만 킬로미터에 달하는 오래된 트럭이다. 지구 둘레의 10배가 넘는 거리이고, 지구에서 달까지 거리보다 조금 더 되는 정도이다. 내가 아주 어린 아이일 때 아버지의 어깨 너머로 달 착륙을 지켜본 기억이 난다. 아버지가 밤하늘을 올려다보며 손가락으로 달을 가리키면서 인간이 저 곳을 걷고 있다고 말해 준 것을 기억한다.

그래서 나는 주차장에서 나와 길을 따라 고속도로로, 구름이 잔뜩 낀 날 도시를 벗어나 시골 안으로 들어갔다. 폭설로 눈에 덮인 들판을 지나 아버지가 임대해 사는 집, 너무 소박하고 내심 의도적으로 규모 절감을 한 것이라 나에게 보여주기 꺼려 하던 집에 도착했다. 그에게는 돈이 있기 때문에, 돈은 충분한 것 이상으로 있기 때문에, 그는 나를 필요보다는 선택으로 이끌고 있었다.

들판 가장자리에 위치한, 산과 얼음으로 덮인 연못이 보이는 작은 집이었고, 집주인은 차도 건너편에 있는 더 큰 집에서 살았다.

그 집은 세 들어올 때 살림살이가 전혀 없는 상태였기에, 아버지는 중고품 할인상점에서 소파와 침대 등의 가구 몇 점, 접시와 그릇과 같은 것들을 딱 필요한 만큼만, 넘치지 않게 들였다. 집은 깨끗했고, 보일러도 들어왔다. 샤워실에 비누가 있었고, 욕실도 괜찮았다. 침실 바닥에 널브러진 옷이 없었고 침대도 정돈되어 있었으며, 시트가 깔려 있었다. 그리고 이 모든 것이 나를 안심시켰다.

아버지는 방랑자다. 밖으로 눈을 돌린다. 그는 거리 두기를, 무소유의 명료함을, 그리고 애착을 떨쳐내는 것을 선택했다. 소용돌이 속에서 길을 잃어 자신이 무엇을, 왜 하는지 진정으로 이해하는 사람은 거의 없듯이, 나는 아버지 당신이 이렇게 한 이유를 알고 있을지 잘 모르겠다.

하지만 벽과 침대 옆 탁자, 그리고 서랍장 위에는 과거의 사진이 있었다. 어린 시절의, 그리고 더 커서 청년이 되었을 때의 나와 내 동생의 모습과 우리가 가족으로서 함께 살면서 여행했던 많은 장소들. 일본, 브라질, 이란, 아프리카와 네팔, 그 밖에 휴가를 갔던 모든 곳들, 아마존과 파키스탄과 인도, 해변들, 스키 리조트, 산악지대, 버스 안과 정류장에서 아버지는 길고 무의식적인 여행을 계속하고 있었다. 그리고 그 안에는 우리 아이들―내 아들과 남동생의 딸들―도 있었다.

나는 어떻게 과거의 유령들이 끝없이 모습을 드러내며 우리를 다시 사로잡는지에 대해, 우리를 영원히 사랑하는 어둠의 천사들에 대해 떠올렸다.

· · ·

나는 아버지와 주말을 보냈고, 아버지가 조제 식품 판매 코너에서 저녁거리를 살 때 함께 슈퍼마켓에 갔다가 아버지 집으로 돌아왔다. 아버지는 내 어린 시절 내내 그랬던 것과 똑같이 클래식 음악을 틀었다. 그리고 우리는 내가 어렸을 때 우리가 늘 그랬듯이 일상적인 것들에 대해, 세계의 사건들에 대해, 정치에 대해 이야기했다. 그리고 그는 나에게 예술과 미학에 대해, 당신이 속한 하이킹 클럽에 대해, 당신이 본 새들에 대해, 가장 최근에 다녀온 여행에 대해, 페루 아마존 둑에 있는 여섯 마리의 재규어에 대해 이야기했고, 카누를 타고 재규어를 찍은 사진을 보여주었다. 몇 주 전에 나한테 이메일로 보여줬던 사진들이다.

하지만 하마터면 놓칠 뻔했던, 자신이 외면해 왔던 고통과 걸음마다 느낀 숨 가쁨이 사라졌다는 것을 깨달았을 때, 그는 흔들렸다. 나는 그가 선택한 고독, 그러니까 그의 본성이 선택하게끔 한 그 고독이 그에게 위로가 되는지 두려움을 주는지 궁금했다. 내가 뭔가 다른 것을 알아차렸기 때문이다. 그때조차, 그가 계단에서 불안정함을 느낀 그 순간에조차, 그리고 임대한 집에서, 평생 수많은 간이역을 지나온 뒤 닿은 또 다른 간이역에서 홀로 그가 지쳤을 순간에조차 그는 안도하는 듯보였다. 마치 말로 드러나지 않은 어떤 깊은 압박, 또는 깊은 불안감이 사라진 것 같았다. 그는 그 텅 빈 방에서 완전히 행복하지는 않더라도 더 행복해 보였다. 마치 그 공허함을 끌어안음으로써, 불안감이 여전히 남아 있는 때에도, 마침내 일종의 평화가 그의 주위에 자리 잡도록 허락한 것처럼 보였다.

나도 알고 있다.

· · ·

나는 떠나야 했다. 다음 날 일해야 했기 때문이다. 내가 애착을 느끼는 대상들이, 우리가 스스로에게 부여하는 책임과 우리가 하는 선택, 눈에 명확하게 보이지 않더라도 가보기로 선택하는 길들이 늘 그렇듯 우리를 기다리고 있었기 때문이다.

그래서 나는 저녁에 온열 시트가 장착된 4만 달러짜리 차를 타고 집으로 돌아왔다. 다시 눈이 내리기 시작했다. 멈춰야 했지만, 나는 계속 달렸다. 일이 있었기 때문에, 납부해야 할 청구서가 있었고, 스케줄에 내 이름이 올라가 있었기 때문에, 아버지 집에 남아 있는 게 힘들었기 때문에, 아버지는 노인이었고 내가 뭘 해야 할지, 또는 아버지를 어떻게 도와야 할지 몰랐기 때문에, 아버지가 내가 당신을 도와주길 원한다는 것을, 또 아버지를 도와주면서 어떻게 나 자신을 보존해야 할지를, 내 이전의 많은 가족들의 얼굴에서 자주 보았던 질문들 중 그게 뭐든 어떻게 다뤄야 할지를 알았기 때문이다. 세월이 흘렀다. 그들의 어머니가 다시 넘어졌고, 집에 가고 싶어 한다. 또는 그들의 아버지가 혼란스러워하고, 그들을 잊어버리고, 저녁으로 먹으려고 냉동 음식을 레인지에 데워놓고 잊어버린다. 형제, 자매, 그리고 모두가 일하기 때문에 치러지는 그들을 돕기 위한 분투. 다시 똑같은 이야기가 이어지고, 이제 이것은 나의 이야기이기도 했다.

돌아가는 운전 길도 똑같았다. 어둠 속, 눈, 그리고 수렴되는 듯한 착시 현상, 중심을 가리키고 있는 죽 뻗은 선들. 운전석에서 몸을 앞으로 당겨 앉은 채 속도를 줄이고 앞을 내다보며, 나 자신이 입은 상처와 혼란의 과거에 대해, 내 아들의 과거에 대해, 그리고 나 또한 우리 아버지와 마찬가지로, 나의 때가 오면 내 아들이 나를 호위하기를 바라고 있는 모습에 대해 생각했다.

현기증

:

응급실 옆에는 90미터 길이의 복도가 있다. 그 복도는 완벽하게 직선이고, 구급차 출입구에서 시작해 로비에서 끝난다. 무거운 자동문이 양방향으로 열리면 바로 복도로 이어진다. 여러 대의 엘리베이터가 이곳으로 내려온다. 중환자실은 바로 그 위에 있다. CT 스캐너, MRI, 엑스선 촬영기가 있는 방사선 치료실이 한쪽에 위치해 있고, 처치실과 응급실은 다른 쪽에 있다.

사람들이 왔다 갔다 지나다니고, 환자들은 휠체어를 타고 엘리베이터와 스캐너가 있는 곳으로 이동하지만, 복도는 자주 비어 있다. 복도의 한쪽 끝에 서 있을 때 문이 열리면, 복도 전체를 비추는 빛줄기를 내려다볼 수 있다.

늦은 밤 나는 때때로 그것에 매료되었다. 침묵과 거리감이 주는 감각, 그리고 수직 갱도처럼 곧게 뻗어 내려가며 수렴하는 완벽한 직선.

수많은 사람들이 휠체어를 타고 그 복도를 내려간다. 나는 구급차 출입구 옆에 서서 지나가는 들것을 보며 그런 생각을 했다. 하지만 복도는 텅 비고 조용할 때가 가장 좋다. 그 순간이 가장 의미 있고, 약간 신성하다고까지 느껴진다. 안으로 들어서면 심연이 우리를 감싸고, 틈새가 하나씩 지나간다.

· · ·

동쪽 벽에는 명판이 걸려 있다. 수십 개의 명판이 걸려 있는데, 모두 똑같다. 경영진으로부터 받은 상패이다. 명예 간호사, 명예 기사, 명예 사무원. 이 상패들은 참여상, 공로를 인정하는 상이다.

각 명판에는 사진과 연도, 그리고 성과를 나타내는 금 인장이 새겨 있다. 의사들은 서로를 위해 이런 것을 해주지 않는다. 그들은 무표정하게 왔다 갔다 하며 익명으로 잊힌다. 하지만 간호사들은 이름이 잊힌다. 복도는 충분히 길고, 벽은 비어 있으므로 아무도 그 명판을 내리지 않는다. 그런 면에서 묘비와 같다.

밤, 시간이 느리게 흘러가는 순간에 나는 명판 속 사진들을 여러 번 보았다. 이들은 20년 이상 그 자리에 있었다. 나는 이 모든 얼굴을 알고, 이제 그런 몇 안 되는 사람 중 하나이다.

큰 병원은 시간이 지남에 따라 유령으로 가득 찬다. 수많은 이들이 오가고, 수많은 학생들이 오가고, 수많은 레지던트들과 수많은 환자들이, 수많은 간호사들이, 수많은 생명이 오고, 간다. 찰나의 순간이 당신 곁을 숨 막히게 흘러간다. 똑같은 건 오랜 건물, 당신이 기억하는 그 건물뿐이다. 구내식당만이 같은 모습으로 있다.

나는 이곳에서 거의 25년 동안 일했다. 이 거친 사막 도시, 변방에 있는 이곳은 항상 멀게만 느껴졌다. 그리고 아마도 그 것이 내가 여기 머무른 이유일지 모른다. 도시 끝자락의 사막에 있는, 시간에 무관심한, 원시적이고 황량하고 파충류 같은, 세 개의 똑같은 고대 화산을 바라보면서 말이다. 밤하늘의 별은 야생적이고, 소리는 텅 빈 사막을 가로질러 들려온다. 당신은 도시의 불빛을 볼 수 있다. 하지만 당신이 왔다 갔다 하며 같은 거리를 가로질러 주차장으로 걸어갈 때, 자신의 삶에서 이방인이 되는 일은 그 또한 나름의 특정한 아름다움, 특정한 수렴성을 지닌다. 거리는 적어도 변하지 않기 때문이다.

· · ·

죽은 우테와 제리, 제이미가 있고, 지금은 은퇴한, 여전히 말수가 없는 찰스도 있고, 아프지만 씩씩하게 일하고 있는 메리,

딸과 함께 있는 에린, 어딘가로 이사를 간 정말이지 아름다운 케이트, 행복해하며 캘리포니아로 이사를 간 캔디스와 리사가 있고, 딸의 사진을 옷깃에 달린 단추에 인쇄한 테리, 그리고 내 친구들인 마이크와 빅토리아. 나는 이들을 전부 알고 있었다. 잘 아는 것도, 속속들이 아는 것도 아니고, 심지어 종종 성을 모르는 경우도 있었지만, 대부분의 사람들이 우리를 아는 정도로는 알고 있었다. 말하자면 곁을 스쳐 가고 지나가면서 손을 들고 흔들어 인사할 수 있는 정도의 사이랄까.

복도에 있던 우테가 생각난다. 그녀가 휠체어를 타고 진료를 받으러 가는 모습이 기억난다. 그녀가 서 있던 모습, 나를 안아 주던 모습, 울고 있던 모습, 그리고 그녀의 축 늘어진 얼굴이 기억난다. 그녀는 뇌종양이 있었고, 살 날이 불과 몇 달 남지 않았기 때문이다. 우리 둘 다 그 사실을 알고 있었고, 모르는 척하지 않았다.

우테는 독일인이었다. 하지만 그녀가 보여주는 독일은 가는 안경테를 쓰고 유창한 영어를 구사하고 탁월함을 자랑하는 독일이 아니었으며, 절도와 정제됨의 대명사이자 과거의 죄에 대해 진보적인 사과를 하는 독일이 아니었다. 우테의 독일은 독일 노동자 계급이자 값싼 버스 여행을 하는 독일이었고, 소시지와 맥주, 무시무시한 집단 노래의 독일이었다. 그녀는 어렸을 때 미국 군인인 흑인 남자를 만났고 그와 함께 미국으로 돌아왔다. 그들은 몇 년 전 헤어졌고, 그녀는 그 남자와 마찬가지로 검은 피부를 가진 미국인 아들을 키웠다. 그녀 말에 따르면, 그녀의 남편은 알고 보니 개자식이었다고 한다.

한편 우테는 하얀 피부에 금발이었고 약간 몸집이 있었다. 머리카락이 아주 밝은 금발이라 그녀는 반투명해 보였다. 친절하고 온아한 사람이었고, 50대에 죽었다. 그건 공평하지도, 괜찮지도 않은 일이었다. 그녀는 나를 부둥켜안고 울었다. 우리는 수년간 서로 알고 지냈고, 내가 그녀의 아들을 돌봐준 적도 몇 번 되었기 때문이다.

그리고 제리는 아주 오래전이라 아무도 기억하지 못하고, 아무도 그에 대해 이야기하지 않지만, 한때 해군에 몸담았고, 부스스하게 빗은 머리에서 담배 냄새가 났다. 아주 말랐지만 강단 있는 몸에 만성폐색성폐질환을 앓고 있어 쌕쌕대는 소리를 냈으며, 유머와 교활한 능력을 겸비한 그는 뛰어난 간호사였기에 판단력과 경험을 가지고 있었고, 뭔가 어둠의 기운이 있었다. 그리고 어느 날 그것이 그를 덮쳤다. 그게 끝이었다. 어느 날 밤, 한순간, 그는 떠났다.

그다음엔 제이미가 있다. 그는 복장 규정을 위반하지 않으면서 스코틀랜드 킬트를 입고 일할 수 있는 방법을 어디선가 알아내 킬트를 입고 컬러 렌즈를 끼고 출근했다. 무해하면서도 쾌활한 이상함과 갈색 포니테일, 가슴이 미어질 정도로 젊은 이 청년은 어느 날 밤 어둠 속 폭풍 속에서 다른 승무원이 거절한 비행을 하던 중 화산을 지나다가 화이트아웃whiteout(눈이

나 햇빛의 난반사로 방향 감각을 잃게 만드는 기상 상태-옮긴이 주)으로 지상으로 추락했다. 헬리콥터는 산쑥 지대에 작고 검은 원을 그리며 불탔다. 나는 이 사실을 신문에 난 사진을 보고 알았다.

나는 그 비행에 대해 생각해 보았다. 얼마나 지독한 일인가. 텅 빈 사막 위 눈보라 속에서 그렇게 부는 바람에 맞서며 야간 투시경을 쓴 채로 그들은 날씨로부터 벗어날 수 없었다. 그리고 조종사는 하강을 하지 않았다—혹은 할 수 없었다. 어둠 속에서 하강기류가 불어닥치고 와이퍼는 허공에서 왔다 갔다 움직이는데, 정확히 무슨 일이 일어난 건지 아무도 알 수 없는 상황에서 얼마나 아찔하고 무서웠을까.

나는 밤에 헬리콥터를 타고 땅 위 어둠 속을 날아다녀보았다. 아무것도 보이지 않는다.

. . .

하지만 명판에 등장하는 이들의 대부분은 잘 있다. 우리 모두가 매일매일 조금씩 우리 삶을 살아가듯이, 대부분은 즐거움이 오면 오는 대로 즐기면서 자신의 삶을 살아가고 있다. 그들이 아이들을 키우면서 일을 한다는 사실을 나도 안다. 나는 그 사실을 스스로 상기시켜야 한다. 그런 현실을 봐야 하기도 한다. 그들은 내 오른쪽 어깨 옆으로 하나씩 지나간다.

나는 새벽 4시에 구내식당으로 걸어가고 있다. 그때 문을 열기 때문이다. 구내식당은 응급실에서 통로로 연결된 병원 중앙 건물에 있다. 거기까지 가는 데 5분 정도 걸린다.

나는 복도 전체를 거의 다 걸어간다. 구급차 출입구 가까이에 있는 처치실에 들어가서 사람들이 기다리는 응급실 로비로 나온다. 항상 사람들이 기다리고 있다. 크리스마스 아침에 눈이 내리는 것처럼 극히 드문 경우에만 비어 있다.

사람들은 플라스틱 의자에 몸을 구부린 채 앉아 있다. 몇 명 되지 않는다. 휠체어를 탄 채 지독한 악취를 풍기는 노숙자가 문 근처에 있다.

나는 그들 모두를 지나치고 응급실을 빠져나와 중앙 건물을 향해 걸어간다. 휴대폰과 외상 호출기를 가지고 다니는데 아무것도 울리지 않기를 바란다. 이따금 아무도 없고 모든 것이 조용한 새벽 4시에 텅 빈 복도를 걸을 때면 기분이 좋기 때문이다.

양쪽을 연결한 유리로 된 구름다리를 건넌다. 밤에 그곳을 걸으면 유리에 비친 자신의 모습이 보인다.

검은 유리를 통과하는 잠깐 동안 나는 불완전한 나의 쌍둥이와 함께 걷는다. 겨울이라 유리가 차갑다.

머리 위 조명은 형광등이다. 너무 높아서 들리지 않는 소리처럼, 형광등 안에는 아주 희미하게 떨리는 기미가 있다.

그런 뒤 벽은 다시 하얗고, 구불구불한 길을 지나면 구내식당에 도착해 있다.

· · ·

구내식당이 문 여는 시간을 모두가 알고 있기 때문에 약간의 무리가 모였다. 그릴 앞에는 몇 명이 줄을 서 있다.

요리사는 멕시코 사람이다. 그녀는 억양이 센 영어로 말한다.

"자, 의사 선생님, 어떤 걸 드시겠어요?" 그녀가 묻는다. 그녀는 내 나이 또래다. 나는 그녀에 대해 전혀 모른다. 그녀 역시 이곳에 오래 있었다는 것만 알고 있다. 레지던트와 간호사 몇몇이 우리 주변에서 아침을 먹기 위해 참을성 있게 기다린다.

"토르티야 샌드위치요. 그린 칠리랑." 내가 주문을 한다.

그녀는 고개를 끄덕이고, 토르티야를 그릴 위에서 돌리고, 그 옆에 달걀 두 개를 깬다. 그런 다음 그 옆에 잘게 썬 시원한 그린 칠리를 한 스푼 놓는다. 나는 기다린다. 그녀는 다른 주문을 받는다. 그녀는 수십 년 동안 이 일을 해왔고, 이 정도는 식은 죽 먹기다.

나는 내 달걀이 깨지기 시작하고 토르티야가 노릇하게 익기 시작하고, 그린 칠리 한 스푼이 열기에 모양이 흩어지는 것을 지켜본다.

· · ·

나는 왔던 길로 돌아간다. 학교에 가는 아이처럼 토르티야

샌드위치가 든 하얀 종이봉투를 들고 간다.

하얀 벽, 구불구불한 길, 계단, 내 모습이 비치는 다리를 다시 지난다. 지금은 오른손에 든 종이봉투도 걸을 때 눈꼬리 쪽으로 반짝하고 보인다.

한쪽 모퉁이, 다른 모퉁이, 자동문, 또 다른 자동문이 나타나는데, 자동문은 내가 탐지기에 대고 배지를 흔들면 각각 깜빡거리고 드릉 소리를 내며 열린다.

그리고 나는 응급실 로비에 있다. 휠체어를 탄 남자는 움직이지 않았다. 다른 이들은 주저앉은 채 가만히 있다. 아무 일도 일어나지 않았다. 이곳은 마치 버스 정류장 같다. 사람들이 이유 없이 기다리는 장소처럼 보인다.

그들은 추위를 피하기 위해 그곳에 있다. 병원이 한가할 때면 그렇게 하도록 둔다. 입구의 불빛 사이로 눈발이 날리고 있다. 하지만 로비는 따뜻하고, 그들은 여느 때처럼 졸면서 버티고 있다.

나는 마지막으로 배지를 흔들고 로비를 나와 다시 복도로 들어간다.

모든 문이 열려 있다. 언제나 그렇듯이, 나는 잠시 멈춘다. 공허하고 아름답다. 그리고 이는 다른 세계를 암시한다.

그래서 나에게 주어진 도전은 명백하다. 절망하지 않고 그 깊이를 들여다보는 것이다.

2부

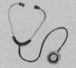

자신을 통해 세상을 불태우라.
하얗고 뜨거운 빛으로 종이를 불태우라.

— 레이 브래드버리

자전거

:

우리는 런던에 살았다. 나는 여섯 살이었다. 나는 자전거를 타고 싶었다.

돌이켜보면, 우리 부모님은 나에게 자전거를 사줄 만큼 여유가 없었다. 아버지는 대학원생이었다. 자전거는 너무 사치였다. 나는 곧 자전거보다 커질 거였다. 어차피 공원 말고는 탈 곳도 없었고. 게다가 우리 가족은 런던에 1년만 있을 예정이었다. 고향 집에 돌아가면 그때 자전거를 받을 것이다.

어린아이들은 이런 것들을 이해하지 못한다.

근처에 한 소년이 살고 있었다. 그 애와 그 애 어머니가 어디 출신이었는지는 기억이 안 난다. 하지만 그들도 우리처럼 외국인이었다. 이탈리아 사람이거나 프랑스 사람이었을 수도 있다. 기억에서 사라진 세부 사항이다. 하지만 그들이 영국이나 미국 억양이 아닌 다른 억양이 있는 영어를 구사했다는 것만은 확실하다.

그 소년의 이름은 에디였다. 에디는 내 또래였다. 그 애는 자전거가 있었고, 타는 법을 배웠다.

자전거는 빨간색이었다. 바퀴는 전체가 검은색이었고 바큇살이 없었다. 나는 이것을 가질 수 없는 것을 바랐던 마음으로 기억한다.

우리 어머니가 부탁을 했고, 에디 어머니는 우리에게 가끔 자전거를 빌려주셨다. 에디는 경험상 흥미를 잃었다. 자전거를 탈 수 있게 되면, 엄마가 지켜보는 동안 혼자 자전거를 타고 영국의 공원을 도는 것은 그다지 재미있지 않기 때문이다.

나는 그 공원을 기억한다. 땅에 떨어진 낙엽들과 나무 사이로 내리던 비를 기억한다. 어머니와 함께 에디의 아파트에서부터 공원까지 자전거를 밀고 와서 어머니가 꼭 잡아주는 동안 올라타면서 느낀 설렘을 기억한다.

내 기억으로 그 자전거는 훈련용 바퀴가 하나 달려 있었다. 두 개가 아니라 하나만. 그래서 나는 머리를 한쪽으로 기울이는 것처럼 한쪽으로 기울여서 타는 법을 배웠다. 어머니는 내가 페달을 밟을 때 옆에서 나란히 걷곤 했다.

여섯 살 아이가 자전거 타는 법을 배우는 데는 오래 걸리지 않는다. 하루나 이틀밖에 안 걸린다.

· · ·

에디의 어머니는 아름다운 여성이었던 것 같다. 분명 30대 초반이었을 것이다. 두 형제, 내 친구인 에디와 에디의 형을 키우고 있었다. 에디의 형은 항상 기억에서 가물가물한데, 열세 살이나 열네 살이었던 걸로 기억한다. 이름은 잊어버렸다.

확실하진 않지만, 내 생각에 에디와 에디의 형은 이부형제였던 것 같다. 에디의 어머니는 미혼이었는데, 그 당시에 흔치 않은 일이었다고 알고 있다. 모호한 오명 같은 것이었는데, 그 이유는 모르겠다.

이따금 에디와 나는 공원에서 함께 놀았고, 때로는 에디네 아파트에서 에디의 장난감을 가지고 놀기도 했다. 어떤 장난감이었는지는 기억이 나지 않고, 그저 많았다는 것만 기억이 난다.

에디네는 부유하지 않았다. 왜인지는 모르겠지만, 나는 그 사실 또한 알고 있었다. 그 많은 장난감과 자전거가 있었지만, 그들은 힘들게 살고 있었다. 지금에 와서는 그 장난감들과 자전거를 다른 곳에서, 다른 사람들로부터, 아마도 함께 살지 않던 에디의 아버지로부터 받은 것이라는 생각이 든다.

에디의 어머니는 발굴되기 위해 두 아들과 함께 런던에 왔다. 그녀는 오페라 가수였다.

. . .

우리 어머니와 에디의 어머니는 나이가 거의 같았다. 각각 어린 자녀가 있었다. 에디의 어머니가 일을 했다고 생각하지 않지만, 확실하지는 않다. 우리 어머니도 그 당시 일을 하지 않았다.

그래서 두 사람은 친구가 되었다. 그들 사이에 엄청난 유대가 있던 적은 없다고 생각한다. 두 사람이 어떻게 만났는지 잘 모르겠다. 단지 이웃이라는 것, 우리가 가끔 에디네를 방문했다는 것, 그리고 짧게 있다 왔다는 것만 알고 있다. 두 사람 모두 런던에 오래 있던 것도 아니고, 많은 사람을 만났던 것도 아니었다.

하지만 에디의 어머니는 발굴되려는 계획이 있었다. 그녀는 홀을 빌리고 피아니스트 한 명을 고용했다. 홀은 런던 중심가인 웨스트엔드에 있었고, 아직도 그 자리에 있을 거고, 잘 알려진 곳으로 알고 있다. 홀은 의심할 여지 없이 비쌌다. 그녀는 우편물을 발송했고, 전단을 붙였다. 신문사에 전화했고, 음악 평론가들에게도 연락을 돌렸다.

그녀는 우리 어머니를 초대했다.

. . .

어머니가 나에게 근사한 옷을 입혀줬던 것이 기억난다. 엄마들은 자녀에게 옷을 차려 입힐 수 있는 기회를 좋아했고, 이것이 그 기회였다. 런던 웨스트엔드에서의 오페라 독주회, 친구가 조명 아래서 무대에 오르는 것을 구경하러 가는 것은 분명 신나는 일이었을 것이다. 그녀는 유명 아리아 몇 곡을 엄선해 부를 예정이었다. 자신의 음역과 목소리, 그리고 아름다움을 런던에 보여줄 예정이었다.

그 홀까지 가는 데 기차와 버스를 타고 1시간이 넘게 걸렸다. 게다가 공연은 초저녁에 시작할 예정이었기에 밖은 어둑해져 있었다.

어머니와 나는 일찍 도착했다. 에디는 거기에 없었다. 하지만 턱시도를 차려입은 에디의 형이 우리를 자리로 안내했다.

홀은 텅 비어 있었다. 수백 석의 빈 자리가 있었다. 우리는 무대 가까이에 앉았고, 시간이 지날수록 어머니가 주위를 둘러보며 점점 더 초조해했던 모습이 기억난다. 어머니가 나에게 조용히 속삭였던 것이 또렷하게 기억난다. 사람들이 더 왔으면 좋겠구나.

기다림은 아주 고통스러웠다. 하지만 아무도 오지 않았다. 아무도. 그저 홀과 에디의 형, 그리고 무대 뒤 어딘가에서 시간을 조금 더 끌고 있을 에디의 어머니가 다였다.

마침내 그녀가 고용한 피아니스트가 턱시도를 입고 무대 위 그랜드피아노로 걸어 나갔다. 그는 백발의, 나이가 지긋한 남자였다.

그때 나는 잘 알고 있었다. 움직이지 말아야 한다는 것을. 자리에 앉아서 주의를 집중해야 한다는 것을.

피아니스트가 연주를 시작했다. 에디의 어머니는 무도회용 드레스를 입고 무대 위로 나왔다. 조명이 켜졌고, 객석의 조명이 어두워졌다.

그녀는 전체 프로그램을 다 해냈다. 텅 빈 홀을 향해 아리아에 이어 아리아를 불렀다. 한 시간이 넘는 시간이었다고 어머니는 기억한다. 나는 단순히 긴 시간이었다고 기억한다. 중간 휴식 시간 동안, 그녀는 무대 뒤에 있었다.

어머니는 괴로워했다. 어머니가 그렇게 속상해하는 것을 거의 본 적이 없다. 그리고 그 당시 그렇게 어렸음에도 나 또한 굴욕감을 이해했다. 모르지 않았다. 그녀는 노래를 잘하는 가수였다. 무모한 것이 아니었다. 그녀는 음악원에서 훈련을 받았다. 그녀가 내는 소리가 무대에 부적합하다거나 그렇지 않았다.

· · ·

그 순간은 수년에 걸쳐 내 머릿속에서 여러 번 재생되었다. 그녀는 무대에서 내려와 객석의 수많은 빈 자리로 걸어 나갈 수도, 깨달았을 수도 있었다. 이건 아무 의미가 없어. 굳이 스스로를 힘들게 할 필요가 없지.

하지만 그녀는 내가 생각하기에 그녀가 가지고 있을 법하지 않은 액수의 돈을 지불했다. 대여한 드레스를 입고 있었다. 그녀의 아들이 안내원이었다. 나와 우리 어머니는 관객이었다.

그래서 그녀는 했다. 그녀는 우리를 위해 전곡을 불렀다. 우리만이 관객이었기에. 나는 그녀가 우리 모두가 필요로 하고 찾아야 하는 힘으로, 자신을 위해 노래하기도 했을 것이라고 확신한다. 나는 홀로 스포트라이트를 받으며 그렇게 서서 최선을 다한 그녀의 용기에 대해서도 생각해 보았다.

얼마간의 시간—며칠 또는 몇 주, 기억이 안 난다—이 지난 뒤, 나는 훈련용 바퀴 없이 에디의 자전거를 타고 공원에 있는 좁은 아스팔트 길을 따라 내려갔다. 그때 내가 느낀 들뜬 기분을 기억한다. 공기의 냄새, 젖은 나뭇잎, 추위와 영국의 축축한 겨울 황혼, 곁에 어머니가 있는 풍경, 그리고 내가 균형을 잘 잡아서 아주 부드럽게 굴러가던 자전거의 느낌을 기억한다.

구세주

:

그의 팔은 개에게 물린 상처가 감염되어 벌겋게 달아올랐고, 다른 쪽 팔의 두 배 크기로 부었다. 열이 났고, 그는 개의 잘못이 아니라고 했다. 개가 자고 있던 소파에 그가 앉았을 때 주변이 어두웠기 때문이다. 개는 그저 자기가 할 일을 한 것일 뿐이다. 방어하려던 것이니까. 그에게 개가 핏불이냐고 물었더니 핏불이 맞지만, 그 견종에 대한 평판은 부당하며, 착한 개이고 주인을 문 것을 후회하고 있다고, 자기가 보면 알 수 있다고 말했다.

그래서 우리는 링거 항생제를 투여하기 위해 그를 관찰실로 보냈고, 다음 날 아침이 되자 부기가 가라앉았고 발적도 거의 사라져, 우리는 그를 퇴원시켰다.

그는 나에게 자신이 키우는 개 사진을 보여주었다.

. . .

그녀는 구토와 떨림이 있었고, 열이 났으며, 허리에 통증이 있어 그 부위를 두드리면 아파했다. 30대였던 것으로 기억한다. 남편과 아들이 함께 있었는데, 그녀가 양동이에 대고 구역질을 할 때면 둘의 얼굴에는 똑같은 공포의 표정이 서렸다. 하지만 구토가 멈추자 그녀는 남편과 아들을 집으로 돌려보내면서 자신은 괜찮다고, 그들은 학교와 일이 있으니 가서 잠을 좀 자야 한다고 말했다.

나는 소변이 다시 나오기를 기다렸고, 다시 나온 소변은 백혈구와 혈액으로 가득했다. 하지만 그때쯤 나는 이미 항생제 투여를 시작했다.

나는 그녀에게 신장염이 있다고 이야기했고, 그녀는 본인도 이미 그렇게 생각했기에 고개를 끄덕였다.

아침에 그녀는 침착하고 안정적이었으며 통증이 사라졌고 식사를 할 수 있었다.

"남편과 아들을 사랑하지만, 너무 흥분들을 잘해서요." 그녀가 말했다.

. . .

그는 고등학생 축구선수였고, 발목이 접질려서 들것 위에 삐져나온 발이 옆쪽으로 꺾여 있었다. 그는 창백하고 겁에 질린 채, 태연하려고 최선을 다하며 부모님이 오시길 기다리고 있었다. 미성년자였기에 환자 본인이 동의를 이미 했음에도 우리는 부모의 동의를 받았다. 그러고 난 뒤 약을 투여했고, 그는 호흡하면서 천장을 향해 눈을 반쯤 뜬 채 잠시 잠이 들었다. 그러고는 정형외과 레지던트가 그의 발을 두 손으로 잡고 뒤틀었다. 그리고 우리는 모두 뼈가 제자리로 돌아가는 소리를 들었다.

"골절은 없습니다." 레지던트가 환자의 부모에게 말했다. "운이 좋았네요."

몇 분 후, 그는 일어나서 코를 긁적이고는 남동생과 시험에 대한 뭔가 앞뒤가 맞지 않는 말을 중얼거렸고, 모두가 소리 내 웃었다. 우리는 그에게 깁스 환자용 신발을 신기고 목발을 들려 퇴원시켰다.

. . .

그녀는 괴로워하며 배를 움켜쥐고 있었다. 그녀는 호텔 객실 청소 매니저이고, 영어를 할 줄 몰랐으며, 아마도 불법체류 중이었을 것이다. 담낭 문제인 것 같았고, 담석이 분명했다. 초음파상에 그 그림자가 드리워져 있었고, 그래서 우리는 통증이 가라앉을 때까지 모르핀을 투여했다.

보통 담석일 때는 집에 가지만, 큰 돌이었고, 좁은 곳에 걸려 있었고, 넘어갈 거 같지 않았다. 그래서 나는 외과의를 불렀다.

"그래요." 그가 말했다. "환자 입원시키고, 내일 해봅시다."

"그라시아스Gracias, 선생님." 그녀는 통증이 잠시 사라졌고, 그들이 그녀를 휠체어에 태우고 위층으로 가는 동안 그녀가 말했다.

. . .

그는 벌새처럼 헐떡거리며 앉아 있었고, 쌕쌕거림은 거의 없었다. 그는 말을 할 수가 없었다. 그것이 천식의 무서운 점이다. 우리가 그를 로비에서 소생실로 옮겼을 때 그는 약간 격렬해지고 극심해지기 시작했다.

천식 발작이 있는 이에게 삽관하고 싶은 사람은 없다. 이 경우 튜브를 즉각 넣어야 한다. 그들의 폐는 너무 꽉 조여 있어서 백을 부착하기가 힘들다. 약물이 들어갈 때 산소 수치는 급격히 떨어진다. 천식 환자는 보통 젊고, 리스크는 항상 엄청나다. 어느 누구도 천식 발작으로 죽어서는 안 되기 때문이다.

하지만 우리는 혈관을 잡았고, 그에게 안면 마스크를 씌운 뒤 호흡을 도와줄 알부테롤과 아트로벤트, 그리고 산소를 투여했다. 또 스테로이드제와 마그네슘을 투여했으며, 나는 결국 에피네프린 투여를 지시했다. 환자가 젊었고 그의 심장이 받아들일 수 있었기 때문이다. 간호사는 창백해서 소름이 돋은 채 떨리는 그의 팔 위쪽 피하에 주사를 놓았다.

에피네프린이 그의 상태를 돌려놓았고, 그 뒤로 다른 약물들도 효과를 보이기 시작했다.

그는 갑자기 모든 곳에서 쌕쌕대기 시작했고, 이는 좋아지고 있음을 의미했다. 천식에서 최악의 경우는 대부분 조용할 때이기 때문이다.

"죄송해요." 마침내 말할 수 있게 된 그가 입을 열었다. "흡입기가 다 떨어져서요."

...

그는 노인이었고, 열과 기침 증세가 있었으며 땀에 젖은 상태로 조명 아래서 고통스러워하고 있었다. 그의 아내는 그의 옆에 앉아 있었다. 그가 다시 기침을 했다.

대부분의 기침은 피상적이고, 대부분의 기침이 깃털로 간질이는 느낌이지만, 그의 기침은 깊고 고질적이었으며, 핏줄기가 약간 섞인 녹색 점액을 화장지에 뱉어냈다. 그는 화장지를 펼쳐서 나에게 보여줬다. 마치 비밀을 공개하듯이.

그는 폐렴이 있었고, 오른쪽 폐는 이미 폐렴에 잠식되어 있었다. 노인들에게 폐렴은 대수롭지 않은 병이 아니다.

그래서 나는 그에게 항생제를 투여하고 그를 입원시켰다. 그리고 그는 마침내 침대 자리가 날 때까지 몇 시간을 기다렸다. 나는 그의 차트가 내 손에 다시 오기까지 그에 대해 생각을 하지 않고 있었다.

그들은 그를 나흘간 입원 치료했다. 항생제는 제 역할을 했다. 그는 전혀 악화되지 않았고, 그러다가 호전됐다. 그리고 그는 집에 돌아갔다.

. . .

그녀는 노파였고, 약간 건망증이 있었으며 혼자 살았다.

발진이 그녀의 몸을 뒤덮었다. 그녀의 가슴과 배와 얼굴에 붉고 세밀한 트레이서리tracery(교회 창문 윗부분의 돌에 새긴 장식 무늬-옮긴이 주) 무늬 같은 것이 생겼고, 그전까지 한 번도 이런 적이 없었기에 그녀는 겁을 먹었다.

발진의 종류는 다양할 수 있지만, 이 발진은 약물발진처럼 보였다. 정확히 그래 보였다. 그래서 나는 그녀에게 항생제 같은 것 중에 새로 복용하는 약이 있는지 물었다.

"발 때문에 먹는 약이 있어요." 그녀가 말했다.

그래서 나는 그녀의 처방 기록을 컴퓨터로 찾아보았다. 그녀는 발 치료사가 제거한 감염된 발톱 때문에 케플렉스를 복용 중이었고, 생각이 나지 않아 우리에게 얘기하는 걸 잊었던 것이다.

나는 그녀의 발을 살펴보았는데, 괜찮아 보였다. 잘 낫고 있는 듯 보였다.

"케플렉스 때문이었어요." 내가 말했다. "케플렉스에 대해 알레르기가 있으십니다. 복용을 중단해야 합니다. 그러면 발진은 없어질 겁니다."

그녀는 놀란 얼굴로 나를 쳐다봤다.

"어머, 그건 생각도 못 했어요." 그녀가 말했다.

. . .

그는 지붕 위에 있다가 사다리에서 떨어져 콘크리트 바닥 위로 추락했다. 그는 숨을 헐떡이고 신음하며 다리를 움켜쥐고 있었다. 대퇴골이 부러졌기 때문이다. 그의 다리는 고무가 휘듯이 꺾여 있었고, 우리는 그를 들것에서 처치실 침대로 미끄러 뜨리듯이 옮겼다. 그는 40대였고 일과 가족과 돈이 고향인 멕시코와 엮여 있는 듯했다.

정형외과의사들이 도착해서 찍은 CT 촬영 결과는 정상이었다.

그들은 기다란 강철 핀이 달린 전기 드릴을 사용했다. 피부를 마비시키고 드릴이 바로 대퇴골을 통과해 반대쪽 무릎 바로 윗부분으로 나오도록 뚫어 핀을 밀어 넣는다. 어렵지 않아 몇 번 해본 일이다.

고통은 참을 만하지만, 보기에는 끔찍하다. 드릴은 주택 건설에 사용되는 드릴과 거의 똑같다.

우리는 그에게 약을 투여했고, 드릴이 윙윙 소리를 냈다. 핀은 표면을 뚫기 전에 먼 쪽에 있는 피부를 통해 기괴하게 솟아오르며 통과해 들어갔다. 그런 뒤 도르래를 부착해 환자의 대퇴골을 똑바로 잡아당긴 다음, 추를 달았다. 얼마 후 그는 누운 채로 도르래와 핀, 추, 그리고 핀에서 흘러나오는 핏줄기를 보면서 다시 편안해졌다.

"됐어요." 정형외과 레지던트가 마침내, 마지못해 말했다. "환자는 입원시키고 내일 막대를 삽입하겠습니다."

그래서 나는 그의 옆에 서서 현재 상황을 스페인어로 설명해 주었다. 수술에 대해 설명해 주고, 다시 정상적으로 걷게 될 것이며 이것이 흔한 일임을 얘기해 줬다. 한두 달이면 다시 일을 할 수 있을 거라고. 나는 그에게 진통을 위해 모르핀을 더 원하는지 물었다.

그는 고개를 저었다.

"아니요, 괜찮습니다, 선생님. 고맙습니다." 그가 영어로 답했다.

· · ·

그는 배가 길게 베였고, 회색의 작은 고리 같은 소장이 조명을 받으며 그곳에 놓여 있었다. 소장의 존재가 모든 일을 쉽게 했다. 모두가 해야 할 일이 무엇인지 알고 있었다.

그는 팔짱을 끼고 화가 잔뜩 나서는 병실 저편을 노려보았으나 말을 하지는 않았다. 그는 뺨에는 눈물 방울 모양의 문신이, 복부에는 녹색으로 커다랗게 '505'라고 새긴 문신이 있었다.

소장 고리는 그 숫자 위쪽에 위치했다.

"직접 했습니까?" 내가 물었지만, 그는 코웃음을 쳤다.

"빌어먹을, 그럴 리가." 그가 말했고, 나는 그 말을 믿었다.

"어떻게 된 일이죠?"

"그건 중요하지 않잖아요." 그렇게 말하고 그는 침묵했다.

우리는 모두 반짝이는 창자를 보며 몇 초간 거기 서 있었다.

그때 외상과 주치의가 들어왔다.

"CT 스캔 하실 겁니까?" 내가 물었다.

그는 잠시 생각했다.

"아뇨." 그가 말했다. "바로 올려보내죠."

그래서 그들은 그렇게 했다. 그들은 그를 수술실로 데려가서 배를 열고 모든 것을 씻어냈다. 어쩐 일인지 그의 창자는 멀쩡했다.

그는 또한 며칠 후 퇴원했는데, 군인처럼 규칙을 따라 여전히 그 이야기 하기를 거부했다.

· · ·

그는 고통스러워하며 서성이고 있었고, 잠시 몸을 굽혔다가 다시 펴고 조금 더 서성이다가 헛구역질을 했다. 병실 건너편에서 보기에는 신장결석 같았다.

우리는 그에게 토라돌(상표명. 통증 치료에 사용되는 비스테로이드성 항염증제-옮긴이 주)을 투여한 다음 스캔을 했고, 회색 화면에 뜬 달처럼 하얀 것이 떠 있는 것을 봤다. 작고 완벽한 원 모양의 칼슘이었다. 하지만 그것은 작았다. 그냥 통과할 만큼 작았고, 아무것도 하지 않아도 될 만큼 작았다.

토라돌은 시원한 바람처럼 다가왔다. 5분 후 그는 다시 원래의 자신으로 돌아왔고, 그가 겪은 고통은 혼자만의 기억이 되었다.

"이전에 신장결석이 있었던 적이 있으신가요?" 내가 물었다.

"전혀요." 그가 대답했다. "앞으로도 다시는 없을 예정입니다."

우리는 웃었고, 이후 나는 그에게 서류와 의뢰서를 가져다주었다. 그는 자기가 온 길로 걸어 나갔다.

· · ·

그의 어깨는 너무 자주 탈구되었다. 하지만 그는 수술이 두려워서 계속 미루고 있었고, 이제는 자는 도중에 구르기만 해도 어깨가 빠진다. 나는 병실로 들어갔다.

나는 혼자 일하고 있었다. 전에 본 적이 있는 환자다.

"또 빠졌다고요?" 내가 말하자 그는 어깨를 붙잡은 채 끄덕였다.

"수술 받아야 한다는 거 알고 있습니다."

"맞습니다." 내가 대답했다. "잘 아시네요."

모든 인대가 그렇게 늘어나면, 어깨는 때때로 아무런 이유

없이 튀어나오곤 한다.

그래서 나는 그를 똑바로 앉혔다. 내 오른손으로 그의 손목을 잡았다. 왼손으로는 그의 팔꿈치를 잡았다. 나는 그의 팔꿈치를 구부렸다. 옆 바닥에 무릎을 꿇고 앉아서 천천히 당겼다.

그것은 손에서 느껴진다. 마치 젖은 잔디 위에 작은 모래주머니를 떨어뜨리는 것과 같다. 공이 구멍 안으로 다시 들어간다. 그것은 대단히 만족스럽다. 그들은 곧바로 안다. 이는 거의 완벽한 행위이다.

"진짜 끝내줬어요." 어려서 그런지 그는 이렇게 말했다.

나는 그에게 팔걸이 붕대를 달아줬다.

"붕대 벗지 말아요." 내가 말했다. "외과에 가보세요. 계속 이럴 겁니다. 지금과 같은 처치가 가능했던 건 전부 다 헐거워져서이니까."

"알아요." 그가 아주 심각하고 진지하게 말했다. "선생님 말씀이 맞다는 걸 알아요."

. . .

그는 발작하고 있었다. 등이 아치형으로 휘었으며 팔은 뒤틀리고 반쯤 뜬 두 눈이 좌우로 탁탁 움직이더니, 몸을 떨기 시작했다. 숨을 쉬지 않았지만, 발작은 거의 항상 멈춘다. 그러므로 당신은 지켜보며 기다린다.

"이 환자, 기록이 있나요?" 나는 걸어가며 물었다. 그는 낯이 익었지만 처음에는 누군지 기억할 수 없었다. "방금 온 환자예요." 간호사가 들것의 머리 부분을 들며 말했다. "아까 일하다가 발작이 왔대요."

우리는 발작이 계속되는 것을 지켜보면서 그 패턴을 따라갔다. 모든 것이 긴장되고, 모든 근육이 단단해지다가 수초가 지나면서 경련이 시작된다. 처음에는 미세한 떨림으로 시작되다가 점점 격렬해지는 것이 눈에 보인다. 발작은 한 곡의 음악과 같은 크레셴도이다.

하지만 그러고 나서 느려지다가 마침내 멈춘다. 그리고 마치 말끔히 휩쓸고 간 것처럼 몸이 축 처진다.

간호사는 아티반을 투여했다.

발작하는 모습을 보고 있으면 시간이 느리게 흘러가기 때문에 시간을 판단하기가 늘 어렵다. 하지만 약물이 들어간 지 얼마 지나지 않아 발작은 멈췄다.

그는 한동안 숨을 깊이 거칠게 쉬었다. 몇 분 후 그는 잠결인 것처럼 신음하며 깨어나기 시작했다.

나는 책상으로 돌아가서 그에 대한 기록을 조회했다. 그때 그가 기억났다.

몇 분 후, 그는 들것에서 똑바로 앉아 있었고, 정신이 들어 또렷해진 상태였다.

"다일랜틴(간질약 상표 중 하나-옮긴이 주)을 처방받았어야 했네요." 내가 말했다. "복용 안 한 지 얼마나 됐죠?"

"내일 약 타러 가려고 했었어요."

"아니, 복용하셔야죠. 잘 알잖아요."

그는 한숨을 쉬고는 잠시 후 고개를 끄덕였다.

"엉망인 거 알아요." 그가 말했다.

그는 어렸을 때부터 간질을 앓았다. 그는 젊었고, 청년으로서의 삶을 원했다. 그는 간질을 원망했고, 자신이 먹어야 하는 다일랜틴을 원망했다. 그리고 나는 그 마음을 이해했다.

나는 수년 전 강에 있던 그 소년에 대해 생각했다.

왜소한 여자

∶

문 닫기 직전, 자정이 가까운 시간에 그녀가 이송되어 들어왔고, 나는 외상 팀 호출기가 울리기 전에 이 환자에 대해 무전을 통해 먼저 들었다. 구급 팀의 목소리에서 상황이 어떤지 파악되었고, 그 느낌이 다시 들었다.

그 느낌은 젊은이들이 가장 기민하게 알아챌 만한 것이다. 당신은 무시무시한 일이 오고 있음을, 그것이 곧 당신을 덮칠 것임을, 생각할 시간조차 주어지지 않을 것임을 알고 있다. 당신은 결코 그것에 익숙해지지 않는다. 잘 알게 될 뿐이다.

실려 온 환자가 죽었을 때, 손을 댈 수 없을 정도로 손상되었을 때, 동공이 확장되고 몸이 늘어지고 비어 있을 때, 당신은 한눈에 알아볼 수 있다. 마음에 평온함이 내려앉는다. 이야기가 이미 끝났음을, 가운과 장갑을 끼고 서 있는 사람 모두가 마지막 의식을 치르고 있는 배우임을 알고 있다. 거기에는 거리距離가 주는 편안함이, 숙달됨에 대한 착각이 있다. 스스로가 무력하다는 것을 알았을 때, 당신은 어떤 힘을 느낀다. 그들이 당신 손에 닿지 않는 곳에 있으면, 그들 또한 당신을 건드릴 수 없다.

그러나 그들이 아직 살아 있을 때, 모든 행동이 중요해질 때, 그들이 흘러 지나가는 것을 지켜보는 대신 얼음처럼 차가운 사건들의 급류가 목까지 차오른 채로 있게 되리라는 사실을 깨달을 때, 바로 그 느낌이 당신을 짓누를 것이다. 아주 많은 무전 수신을 받으면 알 수 있다.

구급대원들은 두려워했다. 그들의 목소리가 높아지고 있었다.

. . .

들것에 실려 있던 그 여자와 같은 케이스를 그전까지는 본 적이 없었다. 어린아이의 키에, 몸무게는 성인 여성의 그것이었다. 입술에는 립스틱을 바르고 염색한 금발 머리의 그녀는 의식이 없고 퍼렇게 질린 채 꽐꽐 하는 소리를 내고 있었다. 입에서는 술 냄새와 구토물 냄새가 동시에 났다. 그녀의 두껍고 하얀 팔은 구급대원들이 혈관 찾기를 실패해 생긴 바늘구멍으로 얼룩져 있었다.

"혈관 못 찾았어요." 급히 움직이며 그들이 말했다. "산소포화도가 60대 수준이고, 흡입기 달았습니다. 백 장착이 힘들어요."

"이 환자 문제가 뭐죠?" 그녀를 구급차 들것에서 바퀴 달린 들것으로 옮기던 중 간호사 한 명이 물었다. 그러고는 석션을 켜고 머리가 앞뒤로 움직이는 그녀의 몸을 약간 일으켜 세웠다.

"왜소증이에요." 구급대원이 말했다. "바 위에 올라가 춤을 추다가 떨어졌다고 합니다."

· · ·

우리는 그녀에게 삽관을 해야 했고, 그녀의 목은 너무 굵고 짧았다. 얼굴은 기형이었다. 우리는 링거를 꽂지 못했고, 우스꽝스러운 것이 우스꽝스럽지 않고 끔찍했다. 모든 외적 표징이 어둠을 가리키고 있었다. 비만, 구토물이 가득 찬 입, 살찐 혀와 입술. 그녀의 목에는 메스를 델 만한 곳이 없었으며 이미 저산소증을 겪고 있는 상태였다. 백에 압축을 줄 때마다 그녀의 폐로 더 많은 구토물이 들어갔다. 우리의 노력에 힘들게 맞서는 그녀는 머리가 다치고 술에 취한, 어쩌다 보니 자신의 목숨을 우리 손에 맡기게 된 낯선 야생동물이었다.

이런 상황은 허들과 같다. 점프를 하고 또 해도, 머지않아 당신은 누군가가 당신을 쓰러뜨릴 것임을, 실패할 것임을, 그리고 몇 날 며칠 불면의 밤을 보내게 될 것임을 알게 된다. 그 또한 지나가지만, 당신은 결코 잊지 않는다. 그와 같은 모든 케이스는 내려오는 길에 또다시 마주하는 오르막이다.

간호사들이 혈관을 잡았다. 어떻게 한 건지는 잘 모르겠다. 하지만 그들은 해냈고, 뱀의 뱃가죽처럼 하얀 그녀의 위쪽 팔에 미약하지만 약물이 흘러들어갔다. 우리는 그녀에게 석션을 해주었고 백에 압축을 주었지만, 그녀가 얀카우어 석션을 꽉 물고 있어서 이 사이로 들어갈 수가 없었다. 코에서는 구토물이 부글부글 끓어올라 우리에게 튀기 시작했고, 우리는 점프를 할 수밖에 없었다.

그래서 또다시 고단한 결정들이 이어졌다. 심장을 제외한 신체 모든 기능을 멈추게 해서 숨을 전혀 쉴 수 없게 하는, 튜브가 없이는 죽게 되는 약물과 마비제를 밀어 넣기로 한다. 게다가 그녀의 목은 이질적인 땅이었고, 후두경의 빛은 어둠 속에서 아주 작은 점이었다.

약물이 들어갔다. 그녀는 호흡을 멈췄다. 화면의 숫자가 마치 돌이 떨어지듯 순식간에 떨어졌다.

"백 압축해 봅시다." 내가 레지던트에게 말했고, 그는 그렇게 했다. 힘껏 누르고 들어 올렸다. 수치가 떨어지는 속도가 잠깐 느려졌지만 다시 오르지는 않았다. 레지던트는 호흡요법사와 함께 서서 몇 초가 지나면 다시 자세를 조정하고 들어 올렸다.

"후두 마스크laryngeal mask airway(끝에 팽창식 커프가 달린 기도 확보용 튜브-옮긴이 주)로 해봅시다." 내가 말하자, 레지던트는 끝에 잎 모양의 커프가 달린 두꺼운 플라스틱 튜브를 밀어 넣었다. 이것을 기도에 밀착해 붙이고, 백에 부착한 뒤 밀봉이 되기를 희망한다. 이 방법은 보통 효과가 있다.

하지만 효과가 없었고, 딱 맞지가 않았다. 밀봉 부분은 질퍽해졌고 제대로 되지 않았으며, 압축이 가해질 때마다 그녀의 입에서는 거품 구토물이 흘러나왔다. 나는 목소리가 높아지고 있음을 알았다.

"튜브 빼고 백 압축합시다."

레지던트는 그렇게 했다. 젖은 녹색 뿌리를 뽑아내듯 후두 마스크 튜브를 빼서는 바닥에 던졌다.

"해봅시다." 내가 말했고, 레지던트는 그렇게 했다. 그는 후두경을 그녀의 입에 넣었고, 나는 화면으로 살펴보았다. 보이는 것이라곤 분홍색 조직들 사이에 붙어 있는 녹색 액체뿐이었다.

"석션 더 갑니다." 레지던트가 말했고, 우리는 다른 얀카우어 석션을 삽입했다. 석션은 쉭쉭 소리를 냈고, 레지던트는 메스를 들고 분투했다. 나는 손을 그녀의 목에 댔다. 아무것도 보이지 않았다.

"산소포화도가 떨어지고 있습니다." 호흡요법사가 말했다.

"자, 멈추고, 다시 백 압축합니다."

레지던트는 메스를 꺼내고, 후두 마스크를 다시 그녀의 턱에 밀착했다. 우리는 최대한 힘껏 백을 압축했다. 그때 우리는 거칠었고 두려웠기 때문이다.

"산소포화도 올라오고 있습니다." 호흡요법사가 말했고, 정말 그랬다. 60대에서 70대로, 그러다가 간신히 80대까지 올라간 뒤 거기서 머물렀다.

넘을 수 없는 문턱이 있다. 잠시 후 당신은 환자들에게서 그 문턱이 어디에 있는지 느낄 수 있다. 가까이에 있음을 알고, 심장이 곧 멈추리라는 것을 안다. 우리는 문턱에 있었다.

"마취과 불러요." 내가 말했다. 이는 응급의학과의 실패를 인정하는 말이다. 이 말을 처음부터 했어야 함을 알지만, 나는 사건의 앞이 아닌 뒤에서 처신하고 있었다. 그리고 그녀는 과정 속 어디에도 없다시피 했다.

간호사가 전화기로 달려갔다.

"내가 해보죠." 내가 말했다. 내가 해야 했고, 내 일이자 내 책임이었기 때문이다. 그리고 나는 내가 실패할 거라고 생각했다. 화면을 보아서 알고 있고, 그 몸의 구조와 그 구토물이 말해 주고 있기 때문이다. 내 심장이 요동치고 있었고, 레지던트는 실력이 좋았으며 나만큼 이 수술에 대해 잘 알고 있었고 더 강인하고 더 젊기에 메스로 더 세게 턱을 들어 올릴 수 있었기 때문이다. 나는 녹슬었다. 이 모든 것을 우리가 서로 포지션을 바꿔보고 나서야 나는 알게 됐다.

"마취과에서 오고 있습니다." 간호사가 말했다.

하지만 "오고 있다"는 말은 적어도 5분은 걸린다는 뜻이고, 대체로 더 오래 걸리는데, 그나마도 그들이 엘리베이터를 타려고 뛰어갈 때의 얘기다. 그리고 그들은 절대 엘리베이터를 타겠다고 뛰지 않는다.

그래서 내가 시도했다. 나는 후두경을 다시 그녀의 입 안에 넣었다. 화면이 뿌옇고 회색으로 보였다. 후두경을 다시 꺼내서 침대 시트로 렌즈를 닦고 다시 석션과 함께 넣었다. 그랬더니 렌즈가 또 뿌예졌고, 다시 꺼내서 침대 시트로 문질러 닦은 뒤 같은 과정을 반복했다. 그러는 동안 산소포화도 수치는 다시 내려갔고, 마취과는 도착할 기미가 보이지 않았다.

여섯 번째 시도—나중에 세어봤다—끝에 뭔가가 보였다. 마치 산 중턱에 낀 안개 사이로 보이는 길처럼. 나는 그녀의 성대라고 생각되는 곳을 향해 가장 가는 튜브를 밀어 넣었고, 어찌하다가 보니 안으로 들어갔다.

"잘 모르겠네요." 호흡요법사가 내 손에 들린 튜브에 백을 부착하고 천천히 압축하는 동안 내가 말했다.

"들어간 거 같은데요." 그가 말했고, 나 역시 성공했다는 걸 깨달았다. 수치가 올라가고 있고, 우리가 다시 돌려놨음을 깨달았다.

이런 일을 해낸 순간 자기 자신을 치하하기란 쉽다. 그러나 실상은 그렇지 않다. 사건은 우리의 앎과 무지함, 지혜와 상관없이, 강인함이나 나약함과 상관없이 일어난다.

마침내 마취과가 작은 주황색 장비 상자를 들고 너무나도 무심하게 나타났을 때, 그녀는 스캐너 안에 있었고 살아 있었다. 나는 아무 말도 하지 않았지만, 화가 나 있었다. 그들이 오만한 마음으로 늑장을 부렸기 때문이다. 마치 이렇게 말하는 것 같았다. 우리는 이보다 위에 있고, 당신네 급한 일이 우리한테 급한 일은 아니지.

. . .

영상이 화면에 뜨기를 기다리는 동안 CT 스캐너 주변에서는 농담이 시작됐다. 왜소증, 술집, 춤 등등. 그 순간에는, 우리가 본질적으로 안도감을 느끼는 순간에는 웃겼다. 그리고 어느 순간 우리는 뒤에 서서 소리 내 웃고 있었다. 창문 뒤에서, 테이블 위에 올라가 있는 그녀를 지켜보면서.

테이블이 앞으로 천천히 들어갔다. 모니터에 보이는 숫자들은 파란색이었다. 그 아름답고 강력한 기계가 유령처럼 조용히 작동함에 따라 이미지가 하나씩 화면에 떴다.

그녀의 뇌는 깨끗했고 회색이며 가득 차 있었다. 마치 우주에 매달려 있는 것처럼, 손상되지 않고 완벽한, 젊은 여성의 뇌.

다음 날 아침 그녀는 깨어났다. 그들은 튜브를 빼내고 그녀를 집으로 보냈다. 그녀는 아무것도 기억하지 못했다.

아주 가끔 내가 목숨을 구한 그 여자를 떠올린다. 장갑을 낀 내 손에도 묻어난 그 립스틱을, 구토물과 보드카를 기억한다.

나는 바에서, 또는 어떤 파티에서 춤을 추고 있는 그녀의 모습을 상상한다. 그녀가 겪는 고통에 대해, 그것이 누구에게나, 특히 여성이라면 더더욱, 그런 고통을 겪는 일이 얼마나 힘들지에 대해 생각한다. 하지만 나는 사람들이 그녀를 배척하는 대신 그녀에게 미소를 보낼 때, 그녀를 응원해 줄 때, 그녀가 누릴 즐거움에 대해서도 상상한다. 때로는 그들도 분명 그렇게 하기 때문이다.

기계

:

그들은 복도를 따라 내려가는 내내 주름이 쪼글쪼글한 잿빛 가슴을 압박하고 있었고, 그 환자는 처음부터 죽은 것처럼 보였다. 마르고, 이미 삽관이 되어 있고, 들쭉날쭉 텁수룩하게 난 하얀 턱수염에 담배 냄새. 그의 머리는 우리가 그를 구급 팀 들것에서 응급 팀 들것으로 옮기는 동안 힘없이 굴러가 잠시 달랑거리고 있었다.

구급 팀은 현장에서 의식이 없는 채로 있는 그를 발견했다. 그가 얼마나 오랫동안 거기에 있었는지는 아무도 몰랐다. 그에 대해 아는 이가 아무도 없었다. 그는 그저 노인일 뿐이었고, 보건대, 흡연자였다. 그는 다른 사람처럼 시간에 따라 배치되었다.

심폐소생술을 처음 시도했을 때, 그의 심장은 뛰지 않고 있었다. 하지만 구급차 안에서는 소생의 조짐이 있었다. 그의 심장이 다시 박동하기 시작했다. 아주 잠깐, 심전도 검사를 시도할 수 있을 시간 동안만.

그들은 나에게 심전도 기계를 건넸다. 검사에 따르면 심장마비였다.

새 장치가 있다. 이것은 배터리로 작동하는 공압 피스톤으로, 자동으로 심폐소생술을 수행한다. 아래에 베이스 플레이트를 놓고, 피스톤을 올바른 위치에 맞춘 뒤 전원을 켠다. 압박의 속도 및 깊이를 설정할 수도 있다.

우리는 전원 버튼을 눌렀다.

그 기계는 흉측해 보인다. 피스톤은 무서운 힘으로 위아래로 펌프질한다. 그것은 성인 남자의 힘보다 훨씬 강력하다. 압박은 깊고 세고 잔인하다. 가슴이 무너지고, 다시 솟아오르고, 다시 무너진다.

갑자기, 이 기계가 도처에 존재한다.

"리듬이 어떻죠?" 얼마 후 내가 레지던트에게 물었다. 그가 모니터 옆에 있었기 때문이다.

"여전히 무수축 상태입니다."

"그만해야 할 거 같군." 내가 말했다. 내가 이 말을 한 것을 또렷하게 기억한다.

왜 내가 계속했는지는 잘 모르겠다. 그렇지만 했다. 우리는 그 기계가 하던 일을 한동안 계속하도록 두었다. 우리는 계속 약물을 투여했다. 아마도 그것은 기계의 수월함과 내가 느끼는 평온함이었을 것이다. 아무도 지치지 않았다.

"리듬이 생겼어요." 간호사가 갑자기 말했다. 사실이었다. 갑자기 정상 심실파군이 모니터 위에 떴다.

"맥박 확인." 레지던트가 말했다.

간호사가 버튼을 눌렀다. 기계가 조용해졌다. 우리는 그의 목과 사타구니를 만져보았다. 맥박이 뛰었다.

나에겐 선택의 여지가 없었다.

"심혈관조영실 작동시켜요." 내가 말했다.

그렇게 호출이 전달됐고, 몇 초 후 십여 개의 호출기가 병원 곳곳에 있는 의료진들의 뒷주머니에서 진동했다. 이건 비싼 콜이다. 1만 달러의 가치가 있다. 심장병 전문의부터, 간호사, 기사들까지, 그들은 어디에 있었든 모두 잠시 멈춰 서서 호출기 버튼을 눌렀고 동시에 화면에 뜬 메시지를 읽었다.

그때 그의 심장이 다시 멈췄다.

"CPR 시작." 내가 말했고, 기계가 유령처럼 다시 작동을 시작했다.

심장병 전문의들이 도착했다. 나는 그들에게 사과했다.

그들은 심전도 기계를 보고는 한숨을 쉬었다. 그의 갈비뼈는 부러졌다. 갈비뼈가 피스톤 아래서 들썩이는 게 보였다.

그런데 그때 심실파군이 다시 한 번 반짝 모습을 드러냈다.

"맥박이 있습니까?" 심장병 전문의가 물었다. 그래서 우리는 다시 심폐소생술을 중단했다. 그의 사타구니에 댄 내 손가락에 잘잘하게 뛰는 맥박이 느껴졌다.

이런 코드블루 상황은 끝이 없어 보인다. 희망의 조짐이 반짝 모습을 보인다. 그래서 당신은 의미가 없다는 것을 알고 있음에도 계속 끈을 놓지 않는다. 때로 이것은 몇 시간 동안 계속된다. 그들은 잠깐 돌아왔다 가기를 반복한다. 당신은 그들을 채찍으로 계속 내리친다. 그들은 또 나간다. 그러고는 다시 돌아온다. 당신은 그만둘 수가 없다. 확신해야 하지만, 사실 처음부터 알고 있다. 지난 수년간 스쳐간, 다른 수많은 이들을 통한 경험의 무게를 느낀다. 그들의 마지막이 어땠는지 당신은 안다. 그럼에도 계속 시도한다. 초음파진단기를 꺼내 심장을 본다.

"활동이 있습니다." 심장병 전문의는 이렇게 말하며 어깨를 으쓱했다.

그 순간 그는 산 채로 누워 있었다. 기계는 꺼졌다. 인공호흡기가 쉭쉭 소리를 냈다. 모든 종류의 약물이 들어가고 있었다. 나는 기계 작업으로 인해 피를 흘리는 그를 떠올린다.

"자, 갑시다." 심장과 주치의가 체념하듯 말했다. 그 또한 선택의 여지가 없었기 때문이다.

그래서 우리는 이동했다. 그들은 그를 위층에 있는 심혈관조영실로 데려갔다. 우리가 아는 세상에서 그는 죽었다.

· · ·

오후 늦게 레지던트가 나에게 왔다. 눈을 반짝이며 흥분해 있었다.

"환자가 명령을 따르고 있습니다." 그가 말했다.

사실이었다. 심장병 전문의가 막힌 혈류를 뚫은 것이다. 나는 믿을 수 없는 마음으로 소견서를 읽었다. 그리고 또 다른 뭔가를 발견했다. 그가 겨우 63세라는 사실. 훨씬 더 나이가 많은 줄 알았다.

명령을 따른다는 것은 뇌가 살아 있음을 의미한다.

놀란다는 것은 당신이 틀렸음을 의미한다, 놀라는 것은 두려운 일이다. 당신은 놀라운 일에서 무언가를 배워야 한다. 그것이 무엇인지 깨달아야 한다. 그것은 신의 은혜가 아니고, 기적적인 치료법도 아니다. 그것은 당신 스스로가 세상을 올바르게 보는 일에 실패했음을 의미한다. 당신은 세상을 올바르게 보기를 원한다. 자신의 신념이 얻어지고, 질서가 자신 안에 있다고 믿고 싶어 한다.

하지만 나는 여전히 그가 죽을 것이라고 생각했다. 신장이나 간이 제 기능을 못 하리라 생각했다. 기계 때문에 출혈이 있을 것이라고 생각했다. 그의 몸은 멍들었고, 얻어맞는 듯했다. 젊은 사람은 때로 받아들일 수 있다. 하지만 나이 든 사람은 아주 강렬한 태양 아래에 있는 꽃과 같다. 거기서 견디고 있기가 거의 힘들다.

그러나 나 또한 느꼈다. 흥분을 느꼈다. 희망과 힘을 느꼈다.

· · ·

그렇게 그것은 우리 사이에 일종의 비밀이 되었다. 레지던트는 매일 그의 상태를 컴퓨터로 확인했다.

"환자 상태는 좀 어떻습니까?" 시간이 지나고 내가 물었다.

그의 신장은 완전히 기능을 잃었다. 그들은 그를 투석시켰다. 그러고 나니 신장은 제 기능을 찾았다. 그의 심장은 손상됐다. 하지만 뛰기는 했다. 간 기능 검사 수치는 올라갔다. 하지만 그 후 다시 내려갔다. 그는 피스톤이 가한 힘 때문에 복부에서 출혈이 있었다. 하지만 출혈은 멈췄다. 그는 폐렴도 있었다. 하지만 그들은 항생제를 투여하고 그에게 인공호흡기를 계속 달아뒀으며 진정제를 투여했고, 그는 세상에서 사라졌다.

"너무 희망을 갖지는 말아요." 계속 확인을 하는 레지던트에게 내가 말했다.

그때쯤 나는 그것이 그 기계 때문이란 것을 알았다. 기계가 가한 압박의 힘이라는 것을 알았다. 그의 갈비뼈를 부러뜨리고 간에 열상을 낸 그 힘이 한편으로는 주먹으로 내리치듯 그의 심장까지 가닿았고 진정한 친구처럼 그것을 꽉 쥐었다. 그의 피는 흐를 만큼 흐르고 있었다.

나는 기계를 믿지 않았었다. 기계는 값만 비싼 또 하나의 가짜 발전이자 우리가 마지막 순간에 흔드는 지팡이라고 생각했다. 나는 내 경험들에 둘러싸여 그런 생각을 했고, 내가 새로운 세상을 마주하고 있다는 것을 이해하지 못했다. 혁명도, 위대한 발견도 아니라고 생각했다. 다만 똑같이 한 발짝 더 나아가는 것이라고.

피로하면 회의적이 되기 마련이다. 모든 강의에는 질문이 따라온다. 천천히 앞으로 기어가다 보면 거짓말과 돈에 파묻히게 된다. 치료법은 저널을 휩쓸고 난 뒤 사라진다. 때로 다시는 나타나지 않기도 한다. 때로는 왜곡된 형태로 다시 등장하기도 한다. 커리어는 명성을 얻었다가 잃기도 하며, 야망은 그와 길을 함께한다. 효과가 없는 치료는 목마르고 절실한 사람들에게 엄청난 돈을 대가로 제공된다. 우리가 아는 패턴은 우리 눈에 보이는 패턴이다. 나는 그를 거의 죽게 내버려두었다.

21일째 되는 날, 그는 일어나서 다시 걸었다.

윈스턴 비게이의 컬렉션

:

의국에서 그녀는 나에게 그림을 건넸다.

"윈스턴 씨가 돌아왔어요." 그녀가 말했다. "여기 선생님을 위한 새로운 컬렉션이 있어요." 그녀가 자신만의 방식으로 윙크를 했다.

"윈스턴 씨 아직 있어요?" 내가 물었다.

"네. 제가 로비로 보냈어요." 그녀가 대답했다.

나는 그림을 봤다. 다른 시리즈랑 비슷했다. 파란색 볼펜으로 그린, 엽서 크기의 그림.

원뿔형 천막(과거 북미 원주민이 사용하던 천막-옮긴이 주)과 태양을 표현한 둥근 원과 광선을 표현한 여러 개의 선, 캠프파이

어와 윈스턴 그림의 특징인 독수리 날개가 있는 풍경. 그림의 오른쪽 아래 모퉁이에는 자신의 이름으로 서명을 해두었다.

그 일을 하는 사람은 간호사들이다. 그들은 윈스턴에게 펜과 종이를 준다. 그러면 그는 의자에 내려앉은 작고 하얀 잎사귀 그림 같은 것을 남긴다.

윈스턴 같은 사람들은 고독을 가장 순수한 형태로 증류해왔다. 하지만 그는 혼자가 아니다. 도시는 여행자로 가득하다.

· · ·

마크 가르시아는 투석 중이었다. 그는 일주일에 딱 세 번 그 의자를 소유했다. 그 의자는 그가 가진 것 중 가장 소중하고 귀중한 물건이었다. 그의 투석 의자는 주 정부에서 연간 수만 달러의 비용을 지출하는 대상이었다.

한번은 내가 그를 구했다. 그의 목숨을 완전히 제대로 살려내었기에 나는 그에게 소유욕을 느꼈다. 나는 아직도 그에게 화가 나 있다. 그러고서 1년 뒤 그는 나를 배신했고, 너무 늦은 나머지 결국 사망한 채로 발견되었기 때문이다.

하지만 그들이 나에게 심전도 기계를 건네준 그날, 나는 그의 이름을 보았다. 그 그림을 보았다. 나는 그것이 무엇인지, 그가 누구인지, 그가 왜 거기에 있었는지 알았고, 그래서 그 플라스틱 의자에 풀쩍 주저앉은 채 로비에 있는 그를 만나러 달려갔다.

소생실로 이동하는 길, 들것에 실린 채 그의 심장은 멈추었고 두 눈은 머리 뒤로 넘어갔다.

우리는 그의 투석 포트를 사용했다. 링거를 꽂을 시간이 없었기 때문이다. 간호사들은 주사기에 넣은 중탄산나트륨과 칼슘, 그리고 인슐린 앰플들을 하나씩 차례로 포트를 통해 주입해서 칼륨을 아래로 내려보내고 시간을 벌고자 했다.

마침내 그의 머리 위 모니터 상에서 몇 개의 정상 심실파군이 평평한 녹색 선으로 깜박이기 시작하더니, 전부 제자리로 돌아왔고 그가 깨어났다.

신장이 손상되면 칼륨을 배출하지 못한다. 칼륨 수치가 너무 높아지면 심장이 박동을 멈춘다. 이는 때로 심전도를 통해 알 수 있다.

투석은 철폐鐵肺(과거에 사용한 철제 호흡 보조 장치-옮긴이 주)만큼이나 열악한 임시방편의 신장이고 암울한 형벌이지만, 칼륨과 요소, 체액을 제거해 준다. 투석을 꾸준히 하러 가면, 살 수는 있다.

그는 투석하러 가지 않았다. 그 대신 공원에서 술을 마셨다.

"마크…." 신경외과의들과 응급 투석 팀에게 와달라고 전화를 돌리고 몇 분쯤 지난 뒤 내가 입을 열었다.

그가 내 말을 가로챘다. 산소마스크를 쓴 채 우리가 투여한 알부테롤을 맞고 있는 얼굴에 죄책감이 서렸다.

"죄송해요." 그가 말했다. 그다음에 뭐가 올지 알았기 때문이다. "앞으론 더 잘할게요."

어쨌든 나는 그에게 한바탕 또 설교를 했다. 내가 일장연설을 하면서 계속 이런 식으로 하면 죽을 거고, 오늘 살아난 건 운이 좋았던 것이라고 얘기하는 동안 연신 고개를 끄덕이던 그는 마치 어린 소년 같았다. 얼마나 위험했는지 압니까? 알아요, 마크?

"네, 알아요." 그가 대답했다.

· · ·

시원하고 화창한 일요일 오후, 쉬는 날 차를 몰고 가다가 병원에서 멀지 않은 거리의 한복판에 허벅지까지 오는 검은 가죽 코트를 입고 누워 있는 남자를 보았다. 구급차가 정차하고 구급대원들이 그에게 달려오는 동안 나는 멈춰 섰다. 누군가가 신고를 한 것이 분명했기 때문이다.

구급대원들은 내가 그들이 있는 쪽으로 다가갔을 때 무릎을 꿇고 있었고 조심스러워하고 있었지만, 도로에는 자동차의 흔적도, 혈흔도, 다른 충돌의 흔적도 없었다. 내가 누군지를 밝히고 도움을 줄 수 있을지 물어보는 동안 그저 한 남자가 거리에 누워 있었을 뿐이었다.

그들은 그를 뒤집었다.

"더그 바인더Doug Binder(영국의 예술가. '영국의 컬러 마스터'로 유명함-옮긴이 주)네요." 내가 말했다. 왜냐하면 그랬기 때문에. 그는 다친 곳이 없었고, 숨도 잘 쉬었으며, 취할 수 있을 만큼 취해 있었다. 나는 더그가 정확히 어떤 민족인지 알 길이 없었다. 모든 민족의 모습이 조금씩 다 들어가 있는 듯했기 때문이다.

그래서 우리 셋—구급대원 두 명과 나—은 조금 웃었다. 우리 모두 그를 알았기 때문이다.

더그는 내가 그전에 봐왔던 것보다 더 좋아 보였다. 그의 검고 긴 포니테일은 윤기가 흐르고 깨끗했다. 가죽 코트는 눈에 띄게 비싸 보였다. 그는 은 목걸이를 하고 있었고, 깔끔한 블랙진을 입고 카우보이 부츠를 신고 있었다. 모두 새것 같았다. 게다가 나는 그에게서 살짝 풍기는 향수 냄새마저 맡았다. 문득 어떤 상황에서는, 그리고 적절한 환경에서는 더그 바인더가 꽤 세련된 외모를 한 남자임을 깨달았다. 그가 바 스툴에 폼 나게 앉아 위스키 온더록스를 주문하는 모습이 그려졌다.

왠지 그때 그는 분명 손에 돈을 좀 쥐었을 것이다.

구급대원들은 그를 차 뒤쪽에 싣고 병원 방향으로 차를 몰았다. 병원에 가면 몇 분 안에 다른 이들 또한 그를 알아볼 것이고, 그럼에도 또 다른 차트를 만들 것이고, 그 차트는 서류 보관 선반에 놓여질 것이고, 거기서 차트의 주인이 기다리듯이 순서를 기다릴 것이다. 그가 다시 걸을 수 있게 될 때까지.

· · ·

대부분의 경우 도널드 윌리엄스는 혼자 중얼거릴 뿐 해를 끼치지는 않았지만, 이따금 힘없이 주먹을 휘두르곤 했다. 그래서 간호사들은 그를 주시했다.

그는 예고 없이 불쑥 의국에 나타나는 버릇이 있었다. 눈을 부릅뜨고 쉰 듯한 목소리로, 오렌지 주스나 점심 따위를 요구했다. 그것이 그 사람이라는 것을 알아채지 못한 상황이라면 당신은 소스라치게 놀라면서 펄쩍 뛰어오를 수 있다.

"방으로 돌아가세요." 내가 병실을 가리키며 말하면, 그는 발을 질질 끌며 자기 침대로 돌아가 앉곤 했다.

그는 가족에게 버림받지 않았다는 점에서 같은 환자 사이에서 특별했다. 매달 그의 형이 나타나 어김없이 그의 병원비를 계산했다. 이는 그들에게는 자랑거리였다. 도널드는 그의 삶에서 거절의 대명사로 정의되었기 때문이다.

그는 가족이 주려는 도움을 거절했다. 아파트를 거절했고, 시설에 들어가기를 거절했고, 보호소를 거절했으며, 돈을 거절했다. 그는 모든 것을 거절했다. 그는 그런 식으로 순수했으며 자신에게 진실했다.

그는 발가락이 파랗게 변했을 때 수술을 거부했으며, 그리고 1년쯤 뒤 우리는 발가락이 더 퍼렇게 되는 것을 목격했다.

마침내 그는 폐암 치료를 거부했고, 그 선택만큼은 그가 옳았다. 폐암에 대한 치료법은 없기 때문이다.

도널드는 이쪽 세상에 속해 있지 않았지만, 다른 세상에 완전히 속하지도 않았다. 그는 국경 위의 무국적자였다. 그는 중얼거리고 서성거리며 돌아다녔지만, 검사를 하러 들어가면, 정신을 바짝 차리고는 질문들에 답을 했다. 그리고 그럴 때면 그는 다 알고 있다는 표정으로 정신과의사들이 원했던, 그리고 늘 원하는 것을 주었다. 다시 말해, 윌리엄스 씨는 정신병원 입원 조건을 충족하지 않았다.

그렇게 그는 아침까지 졸다가 문밖으로 걸어 나갔다.

· · ·

이제 윈스턴만이 있고, 새로운 얼굴들이 그와 합류하고 있다. 더 젊은 얼굴들. 그런 식으로는 오래가지 못하기 때문이다. 당신이 거리에서 있을 수 있는 시간은 몇 년밖에 안 남았다. 고작 몇 년. 그곳에서의 시간은 다르고, 두 배는 빨리 지나가니까.

우리 주위를 천천히 돌고 있는, 낮에는 도시를 돌다가 밤에는 비틀거리며 돌아오는 윈스턴만이 똑같아 보인다.

간호사들은 책을 만들어서 나에게 건넸다.

'윈스턴 비게이의 컬렉션.' 하얀 커버에 꽃처럼 꾸며 쓴 간호사의 글씨체로 제목이 쓰여 있었다.

그 안에는 각각 같은 크기의 그림이 수십 점 있었고, 그림마다 서명이 되어 있었으며 독수리 날개, 원뿔형 천막, 평화의 담뱃대(북미 원주민들이 화친의 상징으로 돌려가며 피웠음—옮긴이 주)가 그려져 있었다. 어떤 것들은 토마호크나 화살 따위가 그려져 있기도 했고, 태양이 그려진 그림도 많았고 별이 그려져 있기도 했다. 아이가 그린 그림 같았다. 하지만 이들은 늘 정체에 대해 말하고 있었다. 북미 원주민으로서의 삶에 관한 것이다.

그는 나바호이다. 그런데 나바호족은 원뿔형 천막을 사용하지 않았다.

. . .

멜리사는 흥분했다. 그는 다시 로비에 있었고, 그녀는 기다리고 있었다. 그녀는 젊고 금발에 파란 눈을 가졌다. 재미있고 풍자적이며, 정이 많다. 그녀는 임신 9개월 때 이렇게 말했다. 봐요, 녀석이 나를 발로 막 차고 있네. 느껴보세요.

그래서 나는 그녀의 배 위에 손을 얹고, 아기가 발로 차는 것을 느끼면서 삶과 젊음과 약속에 대해 생각했다.

그녀는 티셔츠를 만들었다. 본인 것 한 장과, 다른 간호사들에게 줄 것 몇 장, 내 것 한 장, 그리고 주인공인 윈스턴에게 줄 것 한 장.

티셔츠는 회색 면 티였다. 티셔츠에는 그림─원뿔형 천막, 평화의 담뱃대, 독수리 깃털─과 그의 이름이 새겨 있었다.

"그가 여기 있어요." 그녀는 내 귀에 대고 숨죽이며 말했다. "얼른요."

그래서 나는 하던 일을 멈추고 의국을 나와 응급단계분류소로 이동해 작은 병실 안으로 들어갔다. 티셔츠를 받은 사람들이 거기에 모여 있었다. 그녀는 그를 위해 작은 이벤트를 열어주려고 했다. 그를 로비에서 데리고 오는 그녀의 얼굴은 행복으로 가득 차 있었다.

"윈스턴." 그녀가 말했다. "윈스턴을 위해 준비한 게 있어요. 당신의 그림이 그려진 티셔츠예요."

그렇게 그녀는 윈스턴에게 티셔츠를 줬고, 그는 그것을 받아서 손에 쥐고는 어리둥절한 얼굴로 빤히 쳐다보았다. 마치 자신이 무엇을 보고 있는지 전혀 알지 못하는 것처럼 쳐다보았다. 그러고는 몸을 흔들거렸다. 그때 나는 우리가 조금 더 기다려야 했다는 것을 깨달았다. 그는 너무 취해서 상황이 파악되지 않음을, 심지어 이들이 자신을 보살피고 있다는 사실을 인지하지 못하고 있음을, 자신이 이들에게 아무것도 아닌 존재가 아니며, 이들은 그의 운명에 무관심하지 않고 매정하지 않다는 것을 알지 못하고 있음을 말이다.

나는 그 티셔츠를 너무 자주 입지는 않는다. 세탁을 하면 옷이 그렇게 오래 버티지 못할 것 같아서다. 그래서 아껴서 입는다. 특히 위험하다고 생각되는 밤, 초여름 밤, 모든 레지던트가 신입이고 경험이 부족한, 막 시작하는 날, 모두가 조금 두려워하는 날에 그 티셔츠를 입는다.

밤의 여자들

:

수간호사인 아만다는 카우보이 부츠에 빨간 수술복을 입고, 책상에 앉아 있는 내 뒤로 다가온다. 그녀는 서부의 한 작은 도시에서 남자 형제 여럿과 함께 자랐다. 그녀는 뒤에서 나를 두 팔로 감싸고 내 뺨을 쿡쿡 찌른다. 그러고는 내 머리카락을 손가락으로 쓸어내린다. 그녀가 늘 하는 행동이기 때문에 나는 곧바로 아만다임을 알아차린다. 아주 친밀한 제스처이지만 성적인 건 아니다. 그 선은 명확하다.

"3번 병상으로 와서 이 환자 좀 봐주세요." 그녀가 말했다.

그러면 나는 몸을 일으켜 그녀를 따라간다. 아만다는 어린 자녀를 둔 싱글맘이고 쓰라린 이혼의 경험이 있다. 그녀는 야간 근무를 한다. 그녀는 여전히 젊다. 한번은 나에게 라스베이거스 풀장에서 근육을 뽐내고 있는, 온몸에 타투를 한 남자친구 사진을 보여준 적이 있다.

"이번엔 좀 오래가겠네." 내가 말하자 그녀가 소리 내 웃었다.

3번 병상의 남자는 아팠다. 낯빛이 노랗고 배는 팽창되었으며, 심지처럼 가는 팔은 바르르 떨리고 있었다.

"고마워요." 내가 말했고, 그녀는 나에게 손 키스를 날렸다.

"별말씀을." 이렇게 말하며 그녀는 자리를 떴다.

. . .

그래서 나는 베로니카를 보내 그를 보고 오게 했다. 베로니카는 4년차 레지던트다. 그녀의 가족은 대만 출신이다. 그녀는 계획을 짜는 타입이며, 학자금 대출금 내역이 스프레드시트에 정리되어 있고, 엄지손가락 두 개만으로 문자를 빨리 쓸 수 있다.

그녀는 1, 2분 후에 나와서 컴퓨터에 앉아 빗발치는 지시 사항을 입력한다.

"간부전 상태이고, 상부위장 출혈이 심하며 패혈증 가능성도 있습니다." 그녀가 말한다. "현재 바이탈은 양호하지만, 장치가 필요할 수 있습니다. 알코올금단증상사정도구CIWA로 시작해서 반코마이신과 조신을 투여할 예정입니다."

"좋아요." 내가 말했다. "수혈이 필요할까요?"

"검사 결과가 아직 도착하지 않아서요. ABO 및 Rh 혈액형 검사를 보내놓은 상황입니다."

모두가 잠시 조용하다.

베로니카가 소화기내과에 전화를 한다. 통화하는 소리가 들리고, 그녀가 화를 내고 있다는 사실을 바로 알 수 있었다. 그녀는 단단하고 침착한 어조로 말한다. 양쪽이 한동안 말을 주고받더니, 그녀가 전화를 끊고 한숨을 내쉰다.

"그 소화기내과 전문의 진짜 나쁜 년이에요." 그녀가 말한다. "그 여자 싫어."

"왜?" 내가 묻는다.

그녀는 망설였다.

"동양인이잖아요." 그녀가 마침내 말한다. "그러면서 동양인 욕 먹이는 짓을 하고 있으니까."

우리 모두가 그 말에 잠깐 웃었다.

· · ·

나중에 간호사 한 무리가 간호사실 카운터 주변에 모였다. 그들은 킥킥거리며 펜을 이리저리 돌리고 있다. 그들은 각자 잠시 고민하더니 카운터에 펼쳐놓은 신문에 체크 표시를 하고 있다.

신문은 현상 수배 지면이 펼쳐져 있었다.

"뭐 하세요?" 내가 묻는다.

"비밀이에요." 간호사들이 말한다.

"알려줘요."

흉악범들 사진 옆에 체크 표시들이 있었다. 표시가 여러 개 되어 있는 사진이 있는가 하면 아예 없는 사진도 있었다.

"어서 말해 봐요." 내가 주모자에게 말한다.

"좋아요." 그녀가 신문을 가리키며 말한다. "저 중에 누구랑 잘지 말해 봐요."

나는 신문을 본다. 흉악범들이 나를 되쏘아 본다. 무장 강도, 규제약물 밀매, 법정출석 불응, 위조, 살인, 아동학대 중죄 등을 저지른 범죄자들이다.

"저 사람." 그러면서 나는 사진 옆에 체크 표시를 한다. "이 남자 얼굴의 타투가 마음에 드네."

간호사들이 깔깔 웃는다. 좀 있으니 그들은 서로를 단장해 주기 시작한다. 아무 일도 없고, 호출기도 울리지 않고, 주변 환자들도 잠을 자고 있기 때문이다. 그들은 앉아서 서로의 머리를 땋는다. 그들은 정말 어리다.

. . .

그 인턴은 주저하는 경향이 있기도 하고 영어를 썩 잘하지 못한다. 그래서 그의 말을 주의 깊게 들어야 한다.

그녀는 나에게 복통을 앓고 있는 남성에 대해 얘기한다. 나는 들어보고, 병실에 들어가면 처음부터 다시 시작해야 한다는 사실을 안다. 그녀는 고향에서 멀리 떨어진 낯선 나라에서 두려워한다. 규정도 아직 완전히 이해하지 못하고 있다. 나는 이 점을 이해한다. 그녀는 격려와 압박이 모두 필요하다.

"노티 내용 좋았어요." 내가 말한다. "이 교대조에서는 두 번째 맡은 환자죠?"

그녀가 고개를 끄덕인다. 그 교대조는 4시간이 되었다.

"가능하다면 다음 교대 시간에는 환자를 몇 명 더 보도록 해봐요."

"알겠습니다." 그녀가 얼굴을 붉히며 말한다. 그녀는 일어나서는 선반에서 차트를 집어 든다.

"걱정하지 마요." 그녀가 긴장하는 것이 보여서 내가 말한다. "잘하고 있어요."

그녀는 얼른 어색한 미소를 지어 보이고는 병상 쪽으로 기운차게 걸어간다.

"저 친구 잘 지켜봐야 해요." 베로니카가 복화술로 속삭인다. "내과중환자실MICU에서 제 인턴이었잖아요."

"베로니카, 내가 그 정도로 아무것도 모르는 거 같아요?" 내가 말한다.

. . .

발이 온다. 그녀는 구급대원 한 명과 총기 규제에 대해 열띠게 정치적 논쟁을 벌였다. 발은 보조 의사이자 경력이 있다. 그녀는 레지던트들보다 나이가 조금 더 많다. 그녀는 노티를 할 때 술술 읊는다. 기관지염, 폐렴일 수도 있고요, 흉부 엑스레이 결과 아직이고, 저는 이 환자가 잠잘 곳을 원하는 것 같거든요. 아지트로마이신 주려고 합니다.

"그래요"라고 대답하고 잠시 후 나는 그 환자가 배낭을 옆에 두고 어둠 속에서 편하게 숨을 쉬면서 자고 있는 병실을 힐끔 들여다본다.

"난 그 사람 못 믿겠어요." 그녀는 여전히 아까 했던 언쟁에 대해 생각하면서 말한다. 몇 시간 전 있었던 논쟁으로 여전히 얼굴이 붉으락푸르락 흥분한 걸 보면 일에 대한 그녀의 열정은 구세주처럼 안도감을 주는 듯이 느껴졌다.

"다른 사람의 마음을 바꿀 수는 없어요." 내가 말하자 그녀는 고개를 끄덕인다.

"저도 알아요." 그녀가 말한다. "하지만 그 사람은 완전 바보예요."

발은 둘째를 임신한 지 7개월째였다.

· · ·

검사 결과가 도착한다. 간부전 환자는 중환자실로 가야 한다. 베로니카가 전화를 한다. 나는 일어나서 환자 상태를 확인하기 위해 다시 병실로 간다. 그는 똑같이 얼굴이 누렇고 몸을 떨고 있다. 그는 깨어 있다. 나는 그가 정신이 충분히 돌아왔는지 확인하기 위해 그와 조금 이야기를 나눈다.

그는 정신이 충분히 또렷하다. 항생제가 들어가고 있다.

나는 책상으로 돌아간다. 그들은 모두 컴퓨터로 작업을 하고 소견을 입력하고 있다. 컴퓨터들은 끊임없이 목이 마르다. 그들은 청구서를 만들어낸다. 때로 암울한 순간이 오면 나는 이런 일들이 우리가 여기에 있는 진짜 이유라고 생각한다.

그 인턴이 돌아왔는데 기분이 상한 표정이다.

"무슨 일이죠?" 내가 그녀에게 묻는다.

"아무것도 아닙니다. 괜찮아요." 그녀가 말한다.

하지만 몇 분 후, 간호사가 나에게 온다.

"선생님 인턴 같이 일하기 힘드네요."

"무슨 일 있었어요?"

"도뇨관을 투입하려던 참이어서 다시 와달라고 했는데, 내 면전에 대고 그거 나중에 해도 되지 않느냐고 그러잖아요."

"에이, 너그럽게 좀 봐줘요." 내가 말했다.

"자기가 뭘 하고 있는지 모르면서 하고 있다니까요."

나는 분위기를 조금 진정시킨 뒤, 인턴과 이야기를 하고 간호사와도 이야기를 한다.

"그 간호사 너무 못됐어요." 마침내 인턴이 입을 연다.

나는 이런 경우를 아주 많이 보아왔다. 여자들은 다른 여자가 자신에게 이래라저래라 하는 것을 좋아하지 않는다.

거기다가 간호사들은 약자를 알아보는 눈이 있다.

· · ·

그때 호출기가 울리고 우리는 위기 상황을 마주한다. 한 남자가 차에 치였다.

그래서 베로니카와 나는 가운을 입고 준비한다. 나는 상황이 나쁠 것임을 알기에 약간 불안하다. 한밤중에 사람이 차에 치이는 경우는 보통 술에 취해서 비틀거리며 도로로 나왔다는 뜻이고, 운전자는 보통 그를 보지 못하거나 너무 늦게 봐서 달리던 속도로 들이받았다는 뜻이다.

베로니카는 마스크 뒤에서 두 눈을 반짝거리면서 아무 말도 하지 않고 있다. 그녀는 기도 장비, 후두경, 기관내관 등을 펼쳐놓고는 그것들을 자신의 옆에 있는 트레이에 정확하게 올려놓는다. 나는 뒤에 서서 지켜본다. 베로니카와 함께 심각한 외상 케이스를 많이 다루지는 않았다. 연초였기 때문이다. 나는 이런 순간 필요한 고요함으로 마음을 채우면서 나 자신을 준비시키려고 애썼다.

외상 팀이 줄지어 들어온다. 그들은 가운을 입고 장갑도 끼고 있다. 우리는 들것 옆에서 조용히 기다린다.

그때 그들이 복도를 따라 내려오는 소리가 들리고 문들을 통해 들어온다. 내 생각이 맞았다. 난리 통이었다.

그는 노숙자이고, 지저분하고, 40대로 추정된다. 아작 난 양쪽 대퇴골이 찢어진 청바지를 뚫고 바깥으로 튀어나와 있다.

그는 몸을 약간 비틀고, 아무렇게나 손을 뻗고 있으며, 얼굴과 떡이 된 머리카락은 피로 뒤덮여 있다.

구급대원들이 말한다―똑같은 얘기. 캄캄한 도로. 너무 세게 치여서 신발이 벗겨졌다. 혈관을 찾긴 했지만, 그게 다였다.

우리는 그를 들것에서 침대로 끌어다 옮기고, 모든 것이 시작된다. 우리는 그의 옷을 자른다. 피가 굳어 딱딱해진 양말에 들어 있던 뒤틀리고 부러진 발이 풍기는 악취가 병실을 가득 채운다. 간호사들은 다시 호출을 돌린다. 베로니카는 빠르고 날카로운 목소리로 말한다. "Rh+O형으로 두 팩 걸어주세요. 삽관할 겁니다."

나는 그녀가 거기 그렇게 면도칼처럼 서 있는 것을 지켜보며 아무 말도 하지 않는다.

"약물 준비된 거 있나요?" 그녀가 묻자 약사가 대답한다.

"로큐로늄과 에토미데이트 있습니다."

"좋아요." 베로니카가 말한다. "에토미데이트 40이랑 로큐로늄 100 투여할게요."

간호사는 약물을 차례로 하나씩 투여했다.

"에토미데이트 들어갔습니다." 잠시 후 그녀가 말한다. "로큐로늄 들어갔습니다."

우리는 기다린다. 베로니카는 그의 얼굴에 백을 갖다 대고 입가에 산소를 흘린다. 약물이 효과를 나타내려면 시간이 좀 필요하다.

"이 환자 턱이 부서졌어요." 그녀가 말한다. 환자의 턱이 피로 범벅된 그녀의 손 아래에서 헐겁게 늘어져 있기 때문이다.

그러더니 이런 경우 그렇듯 축 늘어진다. 이제는 우리 손에 달렸다. 베로니카가 시계를 보고 있다.

"30초." 그녀가 말한다.

"일단 해보죠." 내가 말한다.

그녀는 남자의 입에 후두경을 넣는다. 피와 부러진 치아가 살짝 보인다. 나는 손가락을 그의 목에 대고 베로니카에게 건넬 튜브를 다른 한 손으로 쥐고 있다.

그녀가 메스를 들어 올리자 조직이 들리는 것이 느껴진다. 나는 그녀가 아주 조용히 집중해서 그 터널 안을 들여다보고 있음을 알 수 있다.

"튜브." 갑자기 그녀가 말하고, 나는 그것을 그녀에게 건넨다.

그녀는 튜브를 남자의 입에 넣었고, 나는 그것이 내 손가락 아래로 미끄러지는 것을 느낄 수 있다.

"들어갔어요." 그녀가 말한다. 엑스선 기사가 기계를 밀고 오는 동안, 호흡요법사는 튜브를 인공호흡기에 부착한다.

"호흡기 설정 어떻게 할까요?" 호흡요법사가 묻는다.

"원하는 대로 해주세요." 베로니카가 대답한다. "백 퍼센트로만 유지해 주세요."

"알겠습니다." 호흡요법사는 대답하고는, 우리가 그의 몸을 뒤집은 뒤 엑스선 플레이트를 등 아래 밀어 넣고, 다시 뒤집는 동안 화면을 터치한다. 우리 장갑은 전부 피투성이가 되었다.

"엑스선 촬영합니다." 그녀가 외치고, 우리는 방사선으로부터 멀리 물러난다.

"골반도 찍어요." 내가 말하자 그녀는 고개를 끄덕인다.

그때 외상외과 주치의가 들어온다. 그녀는 아직 30대 중반으로 젊고 수련과정을 마친 지 오래되지 않았다. 길고 검은 머리칼에 침착한 눈빛을 하고 있으며, 그렇게 말을 많이 하는 편은 아니다. 나는 그녀에 대해 아는 것이 거의 없다.

우리는 그를 스캐너 안으로 들여보낸다. 그는 아직 살아 있다. 그의 다리는 으스러지고 뒤틀렸다. 골반은 산산조각이 났다. 우리는 골반 위, 고관절 주위에 뼈를 모아 당겨서 닫아주는 바인더를 달았다. 혈액 주머니에서 피가 들어가고 있다.

화면에 이미지가 뜨기 시작하고, 동시에 모니터가 울리기 시작한다.

"저혈압이 어느 정도죠?" 외상과 주치의가 컴퓨터 화면 앞에 앉으며 묻는다.

"방금 70대로 떨어졌습니다." CT 스캐너의 두터운 유리창을 통해 모니터를 들여다보며 간호사가 대답한다.

"그래요, 잠시만요." 그녀는 차례로 나오는 이미지들을 빠르게 훑어보며 말한다.

"비장 파열과 간 파열이 있습니다." 그녀는 이렇게 말하고 잠시 머뭇거리더니 묻는다. "혈압은요?"

"여전히 80대입니다." 간호사가 대답한다.

그녀는 수화기를 들고 다이얼을 돌린다. 누군가 전화를 받는다.

"우리 올라갑니다." 그녀가 말한다. "준비된 수술실 있나요?"

그러고는 간호사들 쪽으로 몸을 돌린다.

"수술실로 이동할 겁니다." 그녀가 말한다. "지금 바로. 이 환자 처치실로 다시 데려가지 마세요."

그래서 몇 초 후 그들은 그가 탄 휠체어를 놀라운 속도로 밀며 복도를 따라 이동한다. 인공호흡기가 옆에서 돌아가고 혈액이 담긴 붉은 주머니가 마치 깃발처럼 공중에 매달려 있다.

우리는 거기 그렇게 한바탕 폭풍이 휩쓸고 간 자리에, 지나간 흔적이 있고, 바닥에 피가 낭자하고, 악취가 나는 옷가지와, 조명 아래 반짝이는 바늘 포장지가 남아 있는 처치실에 서 있다.

"베로니카." 나는 그녀의 어깨에 손을 올리며 말한다. "훌륭했어요." 그녀는 살짝 얼굴을 붉힌다.

"고맙습니다." 다른 이들이 기다리고 있는 복도로 걸어가면서 그녀가 대답한다.

나중에, 이른 아침, 우리는 수술 노트를 꺼내서 외상외과의가 어떤 조치를 취했는지, 어떻게 비장을 제거하고 간 전색塡塞을 했는지, 어떤 식으로 혈액과 혈장을 차례로 공급했는지, 어뗗게 중재적 방사선과로 데려가서 카테터를 삽입해 골반 내 출혈이 있는 혈관을 소작했는지를 봤다. 장장 몇 시간에 걸친 수술이었다. 그의 부상은 끔찍했고, 나는 그 모든 게 헛수고라고 생각했다.

하지만 몇 주 후, 그의 차트가 내게 다시 왔다. 정신이 없던 와중에 서명을 안 했던 것이다. 나는 그에 관한 기록을 컴퓨터에서 찾아보고 나서야 기억이 났다. 그리고 나와 함께 일했던 모두가 여자였던 그날 밤에 대해, 그것이 얼마나 아무렇지 않게 보였는지에 대해, 내가 어렸을 때는 그런 것이 얼마나 불가능했을지에 대해 다시 생각했다.

그는 의자에 똑바로 앉아 말을 하고 있었다.

리사는 우리를 기다리게 했다

⋮

"꿈에 그리던 남자를 만나 캘리포니아로 이사 가게 되어서 디스코 파티를 열려고 해요." 그녀가 숨도 쉬지 않고 말했다.

리사는 수간호사였다. 그녀는 송별회를 원했다.

리사는 끊임없이 말한다. 그녀의 어리석음은 완벽하게 자연스러우면서도 완벽하게 계산적이다. 어리석은 모습 뒤에는 냉철한 판단력이 있다.

"멋지지 않아." 그녀는 나쁜 것에 대해 이렇게 말하곤 했다. 끔찍한 정신적 충격도 멋지지 않고, 짜증 나는 레지던트도 멋지지 않다.

별말이 아닌 것처럼 들린다. 하지만 이내 다른 사람들도 그 말을 하기 시작했다. 무의식적인 모방이었고, 아주 많이 말해졌다.

카리스마는 신비롭다.

· · ·

대부분의 경우, 의사 파티와 간호사 파티는 함께 섞이지 않는다. 간호사들은 의사 파티에 초대되는 일이 거의 없다. 의사들은 간호사 파티에 초대되는 일이 거의 없다.

의사들은 그런 일이 없기 때문에 간호사들을 의사 파티에 초대하지 않는다. 의사들이 나이를 들어감에 따라 그런 일은 그나마도 더 없어진다. 이건 오만함 때문이다. 달리 설명할 말이 없다. 이는 경험을 공유하는 일의 문제가 아니라, 그냥 그렇게 할 생각 자체가 드는 사람이 아무도 없는 것이다.

간호사들 역시 의사를 간호사 파티에 초대하지 않는다. 간호사들은 의사들이 있으면 약간 압박받는 기분을 느낀다. 마치 완전히 자신의 모습 그대로 존재하기가 힘든 것처럼. 이건 의사들이 종종 뻣뻣하고 어색하고 남을 재단하기 좋아하기 때문이다.

리사는 어쨌든 의사 두어 명을 자신의 파티에 초대했다. 나는 우쭐한 기분이었다.

· · ·

나는 조금 늦게 도착했다. 그들 중 대부분은 이미 시내에 있는 바에 있었고, 대부분이 일찍 시작해서 한동안 파티를 즐기는 중이었다. 많은 이들이 코스튬을 입고 있었다.

멜리사는 미니스커트를 입고 망사스타킹을 신고 있었고, 반짝이로 뒤덮여 있었다.

크리스틴도 거기 있었다. 그녀는 반은 나바호계이고 반은 아프리카계 미국인이며, 완벽한 피부를 갖고 있고 쏘아보는 것을 좋아한다.

"난 치그로Chigro(Chinese와 Nigro의 합성어로, 중국계 아프리카인을 낮추어 부르는 말-옮긴이 주)가 아니야." 그녀가 말한다. "절대 중국인이 아니라고."

약간 그래 보이긴 한다.

그 와중에 앤드류는 전력을 다했다. 그는 하얀 점프슈트에 통굽신발을 신고 선글라스를 끼고 망토를 둘렀다. 털을 다 민 가슴에는 금가루를 섞은 베이비오일을 발라 반짝였다. 점프슈트 지퍼를 허리춤까지 내렸기에 이 광경을 볼 수 있었다.

앤드류는 한때 강력계 형사였다. 그는 사람들에게 총을 겨누고 많은 살풍경을 보아왔다. 그는 자신을 향한 동료 경찰들의 잔인함 때문에, 그들이 자신의 뒤에서 하는 농담들 때문에 경찰을 그만뒀다. 그는 나에게 이런 말을 한 번도 한 적이 없다. 한번은, 내가 우울해할 때, 그가 그런 날 보고는 격려의 말을 적은 쪽지를 건넸다. 나는 그걸 잊은 적이 없다. 그런 건 잊히지 않는 법이니까.

그때 호세가 입장했다. 그는 동성애자와 헤로인, 갱단으로 가득한 거친 동네에서 태어났다. 자극적인 말만큼 그가 좋아하는 것은 없다.

"나는 요다처럼 그 새끼한테 올라탈 거야." 다가오는 주말에 대해 얘기하면서 그는 이렇게 말할 것이다. 반응을 얻어낼 수 있을까 기대하는 눈빛으로 나를 쳐다보면서.

"닥쳐, 호세." 내가 이렇게 말하면 그는 소리 내 웃을 것이다. 우리는 이런 식으로 논다.

그는 쇠사슬과 반다나를 두르고 잉크를 뒤집어쓰고 있다. 그는 한창 젊고 문신을 좋아한다.

나는 내 맥주를 꽉 움켜쥐었다. 반쯤 어색했고 반쯤 편안했다. 리사는 바를 통째로 빌려놓고선 어디에도 보이지 않았다.

· · ·

리사는 학교를 다니기 위해 정말 열심히 일했다. 자기 아이들에게 제대로 된 중산층의 삶을 살게 해주기 위해 열심히 했다. 그녀는 밤에 공부하고, 일하고, 조금 더 공부했다. 마치 어른처럼, 어린 시절의 무모함은 스스로 제쳐두었다.

리사에게는 체스와 조류 관찰을 좋아하는 열두 살짜리 아프리카계 미국인 아들이 있다. 그리고 지나치게 모험을 좋아하고 위험할 정도로 아름다운, 금발의 열다섯 살 딸이 있다. 리사는 딸에 대한 걱정이 크다. 그녀가 자신이 일하고 있을 때 딸이 차고에서 차를 후진시키려 하는 영상을 보여줬을 때 나는 그 이유를 알았다. 딸은 면허증도 없었고, 운전을 할 줄도 몰랐다.

싱글맘으로 사는 건 힘들다. 그녀는 카메라를 설치해서 동영상을 입수했다. 수상쩍었기 때문에 카메라를 설치한 것이고.

"나도 딸 나이엔 그랬거든요." 그녀가 말했다. "그래서 무슨 생각을 하고 있는지 알죠."

"그래요? 충격적인데요." 내가 말했다.

. . .

리사는 어떤 결혼식에서 꿈에 그리던 남자를 만났다. 그녀가 꿈꾸는 남자는 나이가 조금 많다. 그는 성공했다. 비행기를 소유하고 있으며 사업을 한다. 이혼했고, 성인이 된 자녀가 있다. 그녀는 나에게 그의 사진을 보여줬다. 평범한 남자처럼 생겼다. 깔끔하게 자른 머리에, 몸도 좋고, 약간 머리가 벗겨진.

"의사처럼 생기셨는데요." 내가 말했다.

"무슨 말을 하겠어요." 그녀가 응수했다. "진짜 사랑인 거지."

이론적으로 생각하면 당신은 가슴이 무너져 내린다. 이론적으로 생각하면 당신은 고민한다. 머뭇거리던 일과 꿈꾸던 행복과 함께하는 가치와 사랑을 위해 과감히 모험을 하고, 이직을 하고, 오래 살던 곳을 떠나서 변화를 가져볼지에 대해. 학교에 다니는 아이들, 친구가 있는 아이들에 대해.

응급실 수간호사는 좋은 직업이다. 벌이가 괜찮다. 하지만 힘들다. 특히 외상 센터에서는 책임이 크다. 당신은 주의를 기울여야 한다. 감당해야 한다. 자신의 권한을 잘 다룰 수 있어야 한다. 친근하고 너그럽게 대하면서도 엄격하고 단호하게 지휘할 수 있어야 한다. 당신의 휴대폰은 항상 울리고 사람들은 당신을 찾아온다.

리사가 우리를 기다리게 하고 있었다.

. . .

폴이 거기 있었다. 그는 간호사라기보다는 기사이다. 그는 작고 겸손하며 종종 면도를 하지 않는다. 그는 사람들이 가끔 못보고 넘어가는 그런 유의 사람이다.

하지만 폴은 매우 똑똑하다. 그는 나에게 말을 걸고, 독자이자 청취자이다. 그의 지식은 넓고 깊으며 내 지식보다 최신식이다. 가정적인 남자이고, 10대 아들이 있다. 한번은 그가 나에게 낡은 스케이트보드를 줬다. 그는 콘크리트 지면이 부드럽고 아름다우며 몇 킬로미터나 뻗어 있는 관개수로에서 아들과 함께 스케이트보드를 타기 때문이다. 그것도 기억이 난다.

그는 차려입지 않았다. 평상복 차림으로는 영 자리에 어울리지 않는 것이 나와 같았다.

우리는 음악 때문에 한동안 서로에게 소리치듯이 대화했다.

그들은 춤을 추려고 시동을 걸고 있었다. 느낌이 왔고, 초조했다. 다들 나를 먹잇감 보듯 쳐다보고 있었기 때문이다.

그때쯤엔 바가 붐볐다.

. . .

그때 문 쪽에서 파문이 일었다. 무슨 일이 일어나고 있었다. 사람들은 바 앞쪽으로 걸어가고 있었고 나도 따라갔다.

그녀는 문자를 보내왔었다. 그녀가 막 도착할 참이었다.

그래서 우리는 따뜻한 밤 문 옆에서, 그리고 문 바로 밖에서 기다렸다. 스피커가 우리 뒤에서 쿵쿵 울렸다. 쿨 앤드 더 갱, 비지스, 케이씨 앤드 더 선샤인 밴드, 이 모든 것들. 여기 있는 사람들 대부분이 태어나기 전, 내 어린 시절의 음악이었다.

도착곡이 있었다. 기억은 안 나지만.

그때 잘 빠진 검정 리무진 한 대가 길모퉁이를 돌면서 천천히 거리를 따라 내려오더니 바 앞에 멈춰 섰다.

사람들은 휴대폰을 꺼냈다. 원래 사진용 섬광전구가 있었어야 하지만, 그런 건 구시대적인 물건이다. 이제는 휴대폰 자체로 작고 고요한 반짝임이 가능하게 됐다.

문이 열렸다. 음악은 시끄러웠다.

그리고 그녀가 리무진에서 내렸다. 깃털 목도리를 두르고 모자를 쓰고 선글라스를 끼고 미니드레스를 입고 있었다. 사람들은 환호하며 박수 치고 요란한 소리를 내기 시작했다. 그들은 조금 취했고, 활기가 넘쳤고, 모두가 그녀를 좋아했으며, 모두가 그녀를 보내기 서운했고, 그녀가 영화배우처럼 보였기 때문이다.

영광

:

그는 너무 말랐다. 뺨과 관자놀이의 뼈가 다 보였다. 그는 꼿꼿이 앉은 채 다문 입술 사이로 숨을 헐떡이고 있었다. 두려워 보였고 폐기종을 앓기엔 너무 젊었다. 그의 두 눈은 파랗고 커다랬다.

그의 옆, 로비에 놓인 의자 위에는 카우보이모자가 있었다.

나는 지나가다가 그를 보았다.

"천식 있으세요?" 내가 물었다. "어떤 문제가 있으십니까?"

나는 다른 곳으로 가고 있던 중이었기에 더 자세히 대화를 나누지는 못했다.

"천식 없습니다." 그가 말했다.

그는 말하는 것을 힘겨워했다. 산소비강캐뉼라가 쉭쉭 소리를 내며 그의 발치에 달린 병을 타고 올라왔다.

"증상이 있으신 지 얼마나 오래되셨습니까?" 내가 물었다.

"난 이게 무슨 병인지도 몰라요." 그가 대답했다. "아픈 지 꽤 됐으니까."

"의사는 만나보셨나요?"

"만나려고 여기 왔지요."

"최근에 체중이 감소하셨나요?"

"네." 그가 말했다. "곧 죽을 거란 느낌이 들어요."

나는 간호사들에게 그를 병실로 옮기라고 했다.

"환자분 상태가 더 안 좋아 보이네요." 응급단계분류소 간호사가 변명하듯 말했다. "제가 환자분을 거기 계시게 했어요. 죄송합니다."

나는 의국으로 가서 몇 시간 전에 찍은 엑스선 촬영 사진을 꺼냈다. 그리고 그 사진을 뚫어지게 살펴봤다. 하지만 특별한 점이 보이지 않았다. 양쪽 폐가 약간 흐릿하게 보이는 것 외에는. 체온은 정상이었다. 그는 마른기침을 약하게 했다. 오한 때문에 몸을 떨거나 땀을 흘리지 않았다. 숨을 쌕쌕거리지도 않았다. 그는 숨을 충분히 내쉴 수 있었다. 하지만 어떤 면에서는 숨을 쉬느라 힘겨워하고 있었다. 그리고 몸이 너무 말랐다.

바로 그때, 딱 그 생각이 들었다.

그들은 그 환자를 병실로 옮겼고, 나는 레지던트에게 그를 보러 가라고 말했다. 레지던트는 잠시 그곳에 있었다. 나는 유리창을 통해 레지던트가 그 환자의 가슴에 청진기를 대고 귀를 기울이는 모습을 지켜봤다.

레지던트가 돌아왔다.

"어떤 거 같아요?" 내가 물었다.

"폐렴이 있는 듯합니다. 저산소증이라 입원해야 돼요."

그의 말이 맞았다. 하지만 그는 여전히 그것을 놓치고 있었다.

. . .

내가 틀렸을 수도 있었다. 다른 가능성들이 있으니까. 하지만 난 틀리지 않았다.

내가 지시한 검사 결과가 1시간 뒤에 나왔고, 화면에 빨간 불이 켜졌다.

"어떻게 아셨어요?" 레지던트는 컴퓨터 화면을 응시하며 물었다. "대단하세요."

"그냥 추측한 거지." 내가 말했다.

레지던트는 똑똑하다. 주의를 잘 기울인다. 그가 놓치고 지나가는 것은 많이 없다. 이 시점에서 그는 누구의 감독도 필요 없다.

이건 그렇게 대단한 일이 아닌데. 나는 그에게 말하고 싶었다. 과거를 기억하는 것일 뿐. 자네는 기억할 것이 있기에는 너무 젊은 거야.

하지만 나는 아무 말도 하지 않았다. 그저 그가 내가 자신보다 똑똑하다고 생각하도록 두었다.

· · ·

나는 남부에 있는 의과대학에 다녔다. 백인이라면, 남부에서는 종종 흑인 환자들을 마주할 때 감도는 긴장감을 느낀다. 어떤 딱딱한 형식 같은 것, 무언의 경계가 있다.

하지만 그는 그때까지 그런 모든 걸 넘어서 있었다. 전쟁과 같이, 정체성이 전혀 의미가 없어지는 순간과 시간이 있다.

나는 여전히 그를 생생히 묘사할 수 있다. 그는 내 또래였다. 그가 얼마나 똑바로 앞을 내다보았던지. 나는 그의 사려 깊음과 알아보는 능력, 그 안에 내재된 준비 의식, 그리고 그가 그것에 대해 나에게 어떻게 말했는지를 기억한다.

당신은 때로 이를 마주한다. 종양학 부서에서 볼 수 있다. 몸과 마음의 기능이 온전히 작동하는 노인들에게서 볼 수 있다. 그러한 마음의 상태가 받아들임인지는 잘 모르겠다. 또 두렵지 않아서 그런 것인지도 확신이 없다. 하지만 나는 그것이 동물적 자아의 일부라고, 우리 안에 존재하는 아주 오래된 무언가의 일부라고 생각한다.

그는 밤에 차의 뒷좌석에 앉아 노스캐롤라이나주 그린즈버러를 지나가고 있었다. 그는 친구가 자신에게 주사를 놓게 했다. 해본 적이 없었고 어떻게 하는지 몰랐기 때문이다. 차에 있던 사람 모두가 같은 주사기를 사용했다.

뒷좌석에서의 코카인, 앞에서 빵빵 터져 나오는 음악과 쏟아지는 불빛. 그는 이성애자였다. 아이가 있었고, 닭고기 포장 공장에서 형편없는 일을 했다. 내가 기억하는 건 이 정도이다. 그는 고등학교를 졸업하지 않았다. 아마도 이 이야기가 사실일 수 있고 다른 이야기가 있을 수도 있다. 하지만 그가 말한 대로가 사실인 것처럼 느껴졌다.

보이는 대로만 보면 그는 순진무구한 얼간이였을지 모른다. 하지만 그는 그렇지 않았다. 총명했으며 통찰력이 있었고 용감했다. 그런 것은 때로 예상치 못한 곳에서 마주한다. 때로 음악이 쿵쾅대고 클럽이 손짓하는 동안 차 뒷좌석에서 코카인을 정맥에 주사하면서 발견한다.

· · ·

그 병동이 생각난다. 1층에 주차된 영구차를 기억하고, 그 병동이 매일 어떤 식으로 바쁘게 돌아가곤 했는지를 기억한다. 나는 우리 모두가 품고 있던 공포를 기억한다. 주삿바늘을 잘못 찔러 생기는 상처에 대한 두려움, 수술실에 대한 두려움, 가벼운 섹스에 대한 두려움.

그 병동은 진저리 쳐질 정도로 무시무시한 곳이었다. 모든 환자가 예외 없이 죽어가고 있었다. 날마다 새로운 얼굴들이 들어오고 날마다 빈 침대가 생겨났다.

우리가 오전 회진을 돌 때 꿈꾸듯 깔깔 웃던, 혼란스럽고 눈이 멀고, 검은 반점이 가득한 얼굴로 우리를 향해 환하게 웃던 한 남자가 생각난다.

그는 우리를 오싹하게 했다. 그는 그때까지도 아무것도 모르고 있었거나 보지 못했고, 재잘재잘 떠들고 미소를 짓는, 갈색 피부에 녹색 눈을 가진 아프리카계 미국인이었기 때문이다.

"어떤 느낌일지 궁금해요." 그 환자는 죽음에 대해 얘기하던 중 이렇게 말했다. 그런 식으로 말하는 환자는 거의 본 적이 없었기에, 그의 말은 그 후로 지금까지도 내 마음에 남아 있다.

지금으로부터 26년 전 일이다. 그는 그해 봄에 죽었다.

. . .

"나이가 어떻게 되죠?" 내가 레지던트에게 물어봤다. 대충은 알고 있었다.

"스물아홉입니다." 그가 말했다.

나는 잠시 생각했다. 이 레지던트는 그해 세 살이었다는 사실에 대해서, 세대가 어떻게 지나가고, 내가 그에게 가르칠 것이 얼마나 미미한지에 대해서 생각했다. 우리가 얼마나 빨리 떠나는가. 우리는 거의 그림자를 드리우지 않는다. 우리는 그저 거쳐 지나가고, 우리가 할 수 있는 일을 한다. 그런 다음 떠난다. 젊은이들은 뒤를 돌아보지 않는다.

그래서 레지던트와 나는 그곳에 들어갔다. 우리는 자리에 앉아 카우보이에게 병명이 에이즈라고 말했다.

그는 잘 받아들였다. 고개를 끄덕였다. 흡입치료기가 그가 호흡할 수 있도록 돕고 있었다. 항생제와 스테로이드가 들어가고 있었다.

"여자 친구였을 거예요." 그가 말했다. "여자 친구인 게 틀림없어요."

우리는 별말을 하지 않았다. 중요한 일이 아니었다. 그의 진짜 사연이 무엇인지 신경 쓰는 사람은 아무도 없었다.

"여기 사시나요?" 나는 그에게 물었다.

"엘파소 출신입니다." 그가 말했다. "그냥 차를 몰고 지나가는 중이었는데 갑자기 안 좋아졌어요."

그래서 우리는 이제 투여를 시작할 약물들에 대해, 그가 복용해야 할, 계속 먹어야 할, 그리고 신의 은총처럼 우리에게 온 약들에 대해 이야기했다.

"환자분은 죽지 않을 겁니다." 내가 말했다. 사실이었기 때문이다.

노교사

:

응급의학과 행정실은 한때 영안실이었다. 영안실은 대학의 다른 건물로 이전되었다.

그 공간에는 이제 창문이 없는 사무실과 회의실이 토끼장처럼 들어서 있다. 마치 호텔 체인처럼 서늘하고 기업적인 느낌이다. 말린 꽃이 든 꽃병이 사이드 테이블 위에 놓여 있고, 그 옆으로는 아무도 앉지 않는 긴 소파가 있다. 벽에는 그림과 사진이 있다. 사막 위의 풍선, 차코 캐니언의 일출 따위의.

유령을 위한 장소가 있다면 바로 이 사무실 안에 있다. 수천 명의 사람들이 이곳에서 부검을 받았다. 나는 가끔 이 작고 작은 사무실에서 문을 닫고 컴퓨터를 켜놓은 채 그런 생각을 한다. 하지만 사실 나는 뭔가를 느낀 적이 한 번도 없다. 심지어 늦은 밤 빈 건물에서 혼자 남아 있을 때조차도. 어떤 존재라든지, 목덜미의 털이 쭈뼛 서는 느낌이라든지, 전혀 없었다.

그날 아침, 나는 우편물을 확인하러 갔다. 우편물실 복사기 옆에 서서 의미 없는 봉투들을 하나씩 쓰레기통에 던져 넣으며 우편물 더미를 뒤적이고 있었다.

거기서, 갑자기, 신약 발표 소식지와 신용카드 광고 사이에 껴 있는 고등학교 동문 소식지가 눈에 띄었다. 이것은 1년에 두 번, 내 직장 주소로 온다.

그의 부고는 첫 페이지에 실려 있었다.

· · ·

그를 생각하면 회색 턱수염에 티 한 점 없이 깔끔한 어두운색 정장 차림으로 교실 앞을 서성거리며 숫자와 글자를 외치는 자그마한 남자가 떠오른다.

"지G, 엑스x, 칠, 일."

그의 얼굴에서는 일본인 아버지가, 머리카락에서는 영국인 어머니가 보인다. 그는 머리를 뒤로 빗어 넘겼고, 빗어 넘긴 머리카락 사이로 두피가 반짝인다. 이따금 그는 날카로운 목소리로 단어를 외치곤 했다.

"고양이. 개. 상록수. 빠른. 갈색."

각 단어가 불려질 때마다 전기타자기들이 그에 응답하는 소리가 요란하게 부딪혔다. 교실에는 낡고 닳은 회색의 전기타자기 수십 대가 희미하게 콧노래를 부르고 있었다. 학생들은 등을 꼿꼿이 세운 채 양손을 타자기에 대고 준비 태세로 앉아 있었다.

그의 목소리와 타자기 소리를 제외하고 교실은 조용했다.

나는 점심시간 전에 수업이 비는 시간이 있었다. 복도의 벽에 고정된 플라스틱 의자에 앉아 일찌감치 혼자 점심을 먹으면서 열린 문틈으로 타자 수업을 지켜보곤 했다. 내가 그 수업을 얼마나 좋아했는지, 그 외침과 응답, 완전히 집중하는 모습들을 기억한다. 그게 지금으로부터 40년 전에 있던 일이고 내 인생은 이제 막 시작이었다.

그러다가 종이 울리면 모두가 자리에서 벌떡 일어나 다시 고등학생이 되었다. 그들은 말하고 웃기 시작했다. 그리고 그는 어슬렁거리는 학생들의 목소리보다 더 큰 소리로 질서를 외쳤다. 학생들의 손에서 종이를 낚아채며 책상들 사이의 통로를 걸어 다닐 때 그의 목소리는 이따금 화난 것처럼 날카롭게 올라가곤 했다.

· · ·

우리 학교는 일본 고베에 있는 캐나다 기숙학교였다. 학생들은 유럽, 미국, 인도, 일본 등 세계 각지에서 왔다. 커리큘럼은 영어로 가르쳤고, 모두가 대학에—대체로 미국 대학교나 영국 대학교에—진학했다. 교사들 역시 특이한 혼합체였다. 잘생긴 스페인어 교사인 에르난데스 선생님(실제로는 프랑스인이었다), 인도 출신 수학 교사인 파텔 선생님, 7학년을 가르쳤고 얼굴이 여드름 흉터로 뒤덮인 안쓰러운 영국인 교사 로저 어니언스 선생님이 있었다. 자신의 제자였던 열일곱의 아름다운 일본인 소녀와 사랑에 빠져 자기 가족을 떠난, 문제가 많은 미국인 생물 교사 리버스 선생님과 그 시절에도 "쩐다"라든지 "찌르다"와 같은 말을 사용했고 일본인 아내와 두 명의 자녀가 있던, 히피 출신 미국인 교사 윌리엄스 선생님이 있었다. 무술을 사랑하고 힘이 세고 몸도 좋으며 자신감 넘치고 적극적인 성격에, 자녀가 있는 유부남임에도 해외에서 독일인 정부를 자신의 조수로 데려왔던 미국인 알버트 교장도 있었다. 그때는 모두가—정확히 말하면 나는 사실 지금까지도—그가 S&M과 본디지에 빠져 있다고 확신했다(특정한 성적 행위의 일종으로, S&M은 복종submission과 가학 피학증sadomasochism을 일컬으며, 본디지bondage는 신체 결박을 의미한다-옮긴이 주).

그리고 우리 부모님도 있었다. 아버지는 중학교 영어를 가르쳤고, 어머니는 4학년을 가르쳤다. 학교는 도시가 내려다보이는 언덕 위에 우뚝 세워져 있었다. 교사들에게는 주택이 제공됐다. 우리는 기차역 근처의 임대 주택에서 살았는데, 괜찮았다. 하지만 다른 교사들은 학교가 실제로 소유하고 있는 몇 채 되지 않는, 캠퍼스 근처 언덕 위의 집을 원했다.

언덕 위 집들은 돌로 만들어졌고, 전쟁보다 먼저 존재했으며 서양의 규모로 지어졌다. 그리고 탁 트인 바다 전경이 있었다. 일본인 기준으로는 저택이었다.

빅터 미하라는 이 집들 중 한 채에 살았다. 그는 학교 교사 중 가장 나이가 많은 축에 속했다. 그때까지 타자를 가르친 지 30년 차였으니까. 그래서 위에 있던 사람들이 은퇴하자 마침내 그는 언덕 위의 집을 얻게 되었다.

우리 가족이 처음 학교에 도착했을 때, 그는 우리를 한 번 초대했다. 나는 무겁고 대체로 침묵하고 있는 그의 영국인 아내가 차를 대접할 때 오간 엄청나게 딱딱했던 그 대화와 육중한 가구, 일본의 늦여름 더위—에어컨이 없었다—를 기억한다. 그들은 아이가 없었고, 그의 아내는 일을 하지 않았다.

그의 집에는 일본의 흔적이 없었다. 벽에는 영국 시골을 그린 그림들이 걸려 있었다. 덮개를 씌운 안락의자와 레이스가 있었다. 어두운 색의 육중한 가구들이 있었다.

어머니는 응접실의 더위와 정적 속에서 어색하게 앉아 가벼운 얘기를 이어가려고 애쓰던 중 그의 우아한 옷을 칭찬했다.

"항상 옷을 참 잘 입으세요." 어머니는 칭찬의 의미로 말했다.

그는 미소를 지었다.

"내 재단사가 새빌 거리(영국 런던의, 고급 양복점이 많은 거리-옮긴이 주)에 있으니까요." 그가 말했다. "거기에 신발 맞추는 곳도 따로 있지요."

"영국은 얼마나 자주 가세요?" 어머니가 물었다.

"아, 일 년에 한 번쯤 갑니다." 그가 대답했다. "거기에 가족이 있으니까, 당연히."

하지만 그는 가족에 대해서는 함구했다. 거기서 계속 말을 이어가지 않고 주제를 전환했다.

나중에 택시를 타고 집으로 돌아가는 길에 부모님은 다들 그러듯이 그에 대해 이야기했다. 어쩌면 그렇게 사람이 이상하고 작은지, 일본에서 평생을 살았는데 어떻게 일본어를 거의 한마디도 못 하고 거리의 간판도 읽지 못할 수 있는 것인지에 대해 말했다. 또 새빌 거리에 대해서, 허세와 노동 계층의 영어 억양에 대해서, 또 그가 어떻게 타자를 가르치게 됐는지에 대해서도 이야기했다. 좋은 말들은 아니었다.

. . .

그의 타자 수업을 들은 적은 한 번도 없었다. 그때쯤 나는 타자를 칠 줄 알았다. 하지만 그는 내 축구 코치였고, 나는 축구 코치로서의 그를 제일 잘 알았다. 그는 호루라기를 목에 걸고 축구화를 신고 갈색 축구 양말을 신고 턱수염을 기른 모습으로 학교 앞 흙으로 된 공터에 서 있곤 했다. 멀리서 보면 그는 마치 어린아이 같았다.

그는 가끔 공을 발로 톡톡 차서 우리 중 한 명에게 보내기도 했지만, 그 작은 행동에서조차 어색함이 드러났다. 그가 호루라기를 불면, 우리는 운동장을 몇 바퀴 돌고 나서 1시간 정도 연습 게임을 하곤 했다. 그러면 그는 거기 서서 지켜보면서 한 번씩 호루라기를 부는 게 다였다.

고등학교 대표팀 코치를 맡은 기간이 거의 타자를 가르쳐온 시간만큼 길지만, 그는 축구에 대해서는 아무것도 몰랐다. 어색하게 살살 공을 두드리고 이쪽저쪽으로 천천히 뛰며 호루라기를 불면서 이런저런 제안을 한다. 더 크게 움직여서 박스 안으로 패스를 해야지. 발이 아니라 눈을 봐야 돼. 그게 상대가 움직이는 방향이니까. 우리는 이런 제안들을 전부 흘려들으면서 그가 호루라기를 불어 연습 게임이 재개되기를 기다렸다.

교직원 대 학생 소프트볼 경기에서 그가 한 여학생이 던진 공에 엉망진창으로 배트를 휘둘러 스트라이크아웃을 당한 적이 있다. 그는 공을 놓칠 때마다 분노와 불만족함이 가득한 눈으로 억지 미소를 짓고 있었다. 그때, 관중이 예의 바르게 박수를 쳤을 때, 나는 그가 자기 자신을 얼마나 경멸하는지 처음으로 깨달았던 것 같다.

...

그의 죽음은 나를 놀라게 했다. 왠지 몰라도 그는 노년기의 끝이 보일 때까지 살아갈 거라고 예상되는 부류 중 한 명이었다. 그러나 그는 그러지 않았다. 그는 사라졌고, 마치 한번도 존재한 적 없는 것처럼 슬그머니 없어졌다.

한번은 히로시마에서 열리는 축구 경기에 참석하기 위해 탑승한 고속열차에서 그가 우리에게 동기부여용 연설을 했다.

일본의 시골 풍경이 빠르게 지나가고, 비와 구름과 짧게 보였다 사라지는 햇빛 조각과 끝없이 이어지는 회색 콘크리트를 지나 기차가 힘들이지 않고 부드럽게 높은 선로를 달리는 동안, 그는 우리에게 한 팀으로서 협동하여 노력하고, 이기고, 싸우고, 우리가 이루고자 하는 것이 무엇인지 기억하고, 또 우리가 무엇으로 만들어졌는지 모두에게 보여줄 것을 촉구했다. 영국인이고 불친절한 부분이 있기는 하지만 코치로서 자신의 역할을 알고 있는, 훌륭한 선수이자 축구팀 부코치인 문제투성이 로저 어니언스 선생이 약간 능글능글하게 웃었다.

"나를 위해서 해줘." 빅터 미하라가 마침내 이렇게 말했다. 거의 눈물이 쏟아질 것 같은 얼굴로. "날 위해 이겨줘."

그의 말은 우리를 혼란스럽게 했고, 우리는 조용해졌다. 그를 위해 이기라고? 우리 팀은 미국인, 한국인, 일본인, 네덜란드인, 그리고 인도인 학생들로 구성돼 있었다. 우리는 그를 싫어한 게 아니었다. 그저 그를 신경 안 썼을 뿐이었다. 그리고 그날, 일본의 햇살이 티끌 하나 없는 창문을 통해 쏟아져 들어올 때, 우리는 어리둥절한 침묵 속에서 그를 빤히 바라봤다.

나중에는 물론 이해했다. 애써 키플링을 인용하고 이튼 학교 억양을 따라하던 빅터 미하라는 사랑받길 원했던 것임.

. . .

어릴 때는 어른의 인간성을 이해하지 못한다. 어른, 교사, 노인. 이들은 완전히 다른 종족일 수 있다. 그들이 얼마나 나약하고, 얼마나 작을 수 있는지, 자신만의 욕망과 작은 희망, 그리고 나이가 들수록 사라지는 것이 아니라 더 커지는 약점들로 얼마나 가득 차 있는지 알지 못한다. 새빌 거리의 재단사, 수제화 가게가 모여 있는 구역, 영국식 허세. 그런데 거기 그가 있었다. 그는 혼혈이라는 말이 가장 잔인하게 꽃피우던 시절부터, 혼혈이라는 이유로 두 사회로부터 내쳐지고, 사실 영국인이 아님에도 언덕 위에 있는 자신의 집에 앉아 영국인 행세를 하면서, 일본어를 모른다는 사실을 주장하기 위해 엄청나게 신경을 썼고, 기차역에 있는 표지판을 읽지 못한다는 것을 알리기 위해 안달이 났다. 하지만 사실 나는 그가 일본어를 아주 유창하게 구사한다는 사실을 알았다. 한번은 축구 연습이 끝난 뒤 로커 룸에 아무도 없고, 모두 갔다고 생각했을 때, 나는 그가 관리인 중 한 명과 얘기하는 것을 들었다.

일본에서는 혈통이 전부다. 전통을 따르는 일본은 일본인이 아닌 모든 사람을 경멸한 것에 대해 사과하지 않는다.

빅터 미하라는 일본인을 증오했다. 우리 모두가 알 수 있었다. 그의 정장과 집과 영국인 아내와 무지한 척하는 행동. 지금 생각하면 이 모든 것이 복수였던 것 같다. 마치 누군가 신경이라도 쓰는 것처럼.

물론, 아무도 그러지는 않았다.

. . .

현대 일본에는 전쟁의 흔적이 거의 없다. 종말이라도 온 듯 치솟다가 도쿄를 잿더미로 만들어버린 불길, 수십만 명의 사망자—이 모든 것이 입 밖에 내지 않은 기억, 백지로 축소됐다. 심지어 히로시마, 특히 히로시마도 또 한 번 봉인되었다. 오로지 원자폭탄 돔만이 상징, 또는 어떤 표시처럼 남아 있다.

원자폭탄 돔은 철골로 이루어진 콘크리트 건물이다. 원자폭탄은 바로 머리 위에서 폭발했고, 그 충격파가 지붕을 바로 강타했다. 수직력만 있고 벽은 튼튼해서 건물은 그대로 서 있었다. 하지만 모든 것이 꺼졌고, 살짝 구부러지고 뒤틀렸으며 똑바르지가 않다. 자세히 살펴보면 돌이 녹아 벽을 따라 작은 개울처럼 흘렀다가 다시 굳었다. 그 외에는 다른 곳과 다를 게 없어 보인다. 누군가 히로시마에서 1개월, 1년, 또는 10년을 있어도 과거 그곳에서 무슨 일이 있었는지 절대 모를 것이다.

하지만 나는 섬광이 둑의 돌계단에 새긴 인간의 그림자를 기억한다. 그 계단은 철거된 뒤 박물관에 전시되어 있었다. 그 림자는 희미해서 자세히 들여다보아야 했다. 한쪽 손이 창문을 통해 콘크리트 벽 바깥으로 나와 있던 한 남자의 검은 벌레 같은 혈관으로 뒤덮인 손톱이 기억난다. 그는 목숨을 건졌지만, 손은 다른 것으로 바뀌었고 수년간 각 손가락 끝에서 손톱 대신 혈관이 자라났다.

. . .

축구 경기가 열린 학교는 야만적인 모습을 한 곳이었다. 마치 강제수용소처럼 전체가 콘크리트와 전선으로 이루어져 있고, 흙으로 된 공터가 있었다. 그 당시 일본의 축구장에는 대부분 흙이 깔려 있었다. 잔디는 유지하기에 너무 비쌌다. 학교는 수천 명의 학생이 다니는 규모가 큰 곳이었고, 일본에서 최고의 고등학교 축구팀 중 하나가 여기 소속이었다.

우리 팀은 괜찮았다. 우리 선수들 대부분이 유럽을 포함한 축구 강국 출신이었고 종종 성인 클럽 팀과 대등한 경기를 펼쳤지만, 간세이 가쿠인 팀은 매년 우리를 격파했다. 점수는 수치스러웠다. 6 대 0, 7 대 0, 3 대 0으로 패한 것은 우리로서는 정신적 승리였다. 상대 팀 선수들은 빠르고 강했으며, 훈련이 잘 되어 있었고 단단하고 기술이 뛰어났다. 제국주의 일본의 군사적 메아리가 방으로 울려 퍼졌다. 경적이 울리자 주변에 사나운 기운이 감돌았다. 그들은 흙 운동장에서 검은 유니폼을 입고 있었다. 색깔이 있는 곳이 아무 데도 없었고, 탈의실은 춥고 음울했다.

. . .

일본의 학생들은 무자비하게 내몰린다. 학교는 하루 종일 계속되고, 방과 후에는 많은 학생들이 지극히 중요한 대학 입학 시험을 준비하기 위한 개인 수업을 들으러 간다. 그런 시험들이 인생의 전부이다. 좋은 점수와 나쁜 점수가 각각 다른 인생으로 이어진다. 매년 결과가 발표되면 신문에는 자살 기사가 속출한다. 특별히 기억에 남는 사건이 있다. 한 남학생이 자기 가슴에 전극을 꽂고 자명종 시계와 연결했다. 그는 수면제를 먹고 잠이 들었다. 자명종 시계가 정해진 시간을 가리키면서 그를 죽였다.

스스로 목숨을 끊는 정교한 방법이라고 생각했던 기억이 난다. 그것은 다리나 절벽에서 뛰어내리는 것이 아니었다. 내가 정교하다고 생각했던 방법은 올가미에 목을 매거나 칼을 사용하거나 기차에 뛰어드는 것이 아니었다. 그 학생이 시험을 못 봤으면 얼마나 못 봤을까? 그 방법은 그가 머리가 좋고 계산에 능하다는 것을 여실히 보여줬다. 기사에 따르면 그 학생의 어머니는 완전히 정신이 나갔다. 아버지에 대한 언급은 없었다.

・・・

하지만 그날 그 경기는, 놀랍게도 우리 팀이 이겼다. 축구는 때로 그처럼 운이 따르기도 한다. 상대 팀 골키퍼가 잿빛의 추운 날 날아오는 길고 낮은 슛을 잘못 계산했고, 공은 흙

바닥에 튀기고 나서 골대 안으로 들어갔다. 그러고 난 뒤 우리는 어떻게든 버텼다. 그들의 슛은 빗나갔고, 우리는 선수를 모두 뒤로 빼냈다. 그것은 우리가 그 팀을 상대로 처음이자 유일하게 이긴 이름뿐인 승리였다. 최종 스코어는 1 대 0이었다. 호루라기가 울리자, 입김도 세찬 바람이 되는 추위에 회색으로 잔뜩 흐린 하늘 아래서 관중은 예의 바르게 박수를 쳤다. 하지만 집으로 돌아가는 기차 안에서 모두가 신나고 우쭐한 기분이었다.

빅터 미하라만큼 의기양양 신이 난 사람은 없었다. 그의 얼굴은 기쁨으로 빛났고, 우리를 축하할 때의 목소리는 한껏 고조되었다. 그는 거의 가만히 앉아 있지를 못했다. 마치 어린 아이처럼 들떠서 킥킥거렸다. 품위를 가장하는 모습 따윈 없었다. 20년이 넘도록 시도했지만 그가 맡았던 팀 중에 간세이 가쿠인 팀을 이겼던 팀이 없었다. 그런데 그 순간이 마침내 왔고, 그는 결국 승리를 거두었다. 돌이켜보면, 그가 맞서 싸우고 있는 대상이 무엇인지는 분명했다. 지금까지도 표면 바로 아래 남아 존재하는 일본의 잔인함과 영국의 잔인함. 약하고 소속되지 않은 이는 버려지고 잊혀지는 곳. 그리고 빅터 미하라는 약점으로 가득 차 있었다. 약점, 그리고 그 약점에 대한 증오.

. . .

내가 이제 와서 그에 대해 생각하는 이유는 그가 느꼈을 감정을 조금이나마 짐작할 수 있기 때문인 듯하다. 나 역시 학생들의 무심한 경멸과 그들의 눈에 담긴 무관심을 느낄 수 있다. 그가 나이가 들고 노인이 되었을 때, 그들은 똑같았다. 인생이 막 시작된 젊은 나이에 자신을 기다리고 있는 운명을 인지하지 못하고 두려움이나 알아차림이나 깨달음 따위가 전혀 없는, 격정과 즉각성에 사로잡힌 어린아이였다. 마치 그들 앞에 아무도 없던 것처럼, 아무도 따라오지 않는 것처럼. 다른 무엇보다도 나는 빅터 미하라가 느낀 공포가 무엇인지 알겠다. 빅터 미하라의 사례를 보면서, 그가 어떻게 사라졌는지, 그의 존재가 얼마나 하찮았는지, 그를 기억하는 사람이 얼마나 없는지, 그를 좋은 마음으로 기억하거나 안타까워하는 사람이 더군다나 얼마나 없는지를 보면서 말이다.

. . .

내가 거쳐온 선생님은 많았고, 부고를 본 적도 많았지만 그냥 페이지를 넘기곤 했다. 하지만 그날은 동문 소식지를 사무실로 가져가서 컴퓨터 앞에 앉아 그의 이름을 입력했다. 왜 그랬는지 잘은 모르겠다. 그렇게 했던 몇 안 되는 사람 중 한 명이었던 것 같다.

그의 사연에 대해선 모르고 있었다. 그의 어머니나 아버지, 또는 그가 어떻게 일본에 오게 되었는지, 왜 떠나지 않았는지에 대해 전혀 알지 못했다. 그가 어떤 사람인지 전혀 몰랐다.

하지만 그럼에도 뭔가를 알아냈다. 캐나다의 한 학술지에 실린 단 한 건의 참조 내용을 통해서였다.

빅터 미하라. 런던의 이스트엔드 지역에서 습득한 런던 사투리를 구사하는 일본계 영국인. 전시에 일본의 포로수용소에서 실험 대상이었음.

그는 한 번도 이런 이야기를 한 적이 없었다. 그가 어린 시절 수용소에 있었다는 사실과 그곳에서 그에게 무슨 일이 있었는지는 아무도 몰랐다. 수용소는 끔찍했고, 재소자 중 3분의 1이 죽었다. 나는 이것을 알고 있었고, 내 책상 위 화면을 보면서, 처음으로 그의 분노와 가식이 우리 중 누구도 생각지 못할 만큼 훨씬 더 깊고 훨씬 더 어두웠으리라는 사실을 깨달았다. 이제 세세한 내용들은 거의 완전히 사라졌다. 수용소 이야기, 그의 어머니와 아버지에 대한 이야기, 그리고 그 밖에 모든 이야기들. 우리가 충분히 자세히 들여다보면 순간순간 존재하는, 특별하지 않고 기억되지 않은 사람들의 이야기.

하지만 할 수 있다면, 나는 그에게 내가 이제 그를 얼마나 잘 기억하는지 말할 것이다. 수년 전 그 기차에서 우리에게 부탁하던 그의 모습을 얼마나 선명하게 떠올릴 수 있는지 말해 줄 것이다. 비록 우리가 그때는 그것을 보지 못했고 그가 우리에게 무엇을, 왜 부탁하는 것인지 이해하지 못했지만, 우리는 너무 어렸고 세상에 대해 몰랐으며 우리에게 미래는 너무 멀리 있었다고.

교훈

:

그들은 소도시, 시골, 그리고 보호구역 등, 주 전역에서 온 열여덟 살 아이들이다. 고등학교 때부터 직접 의대에 지원을 하는데, 이 프로그램은 미래의 의사들이 자신이 태어난 곳에 머물며 함께 자란 이들을 돌보도록 하기 위해 고안된 8년 과정이다. 이런 지역에는 의사를 끌어들이기 힘들다.

그래서 그들은 새 정장과 원피스를 입고 차례로 줄지어 들어가고, 사무실에서 눈을 깜빡이며 있고, 보통은 부모를 동반한다.

그녀는 혼자 왔다. 동그랗고 파란 눈에 다정한 얼굴이었다. 그녀의 아버지는 텍사스주 국경을 따라 남쪽에 있는 목장 주인이었다.

그녀는 원피스를 입은 채 긴장하고 있었다.

"그렇다면." 잠시 후 내가 입을 열었다. 주어진 인터뷰 시간이 몇 분밖에 안 되기 때문이다. "왜 의사가 되고 싶은지 말해주세요."

그녀는 얼굴을 붉히고 말을 더듬으면서, 자신은 늘 의사가 되고 싶었고 사람들을 돕는 일을 정말 좋아했으며, 여름이면 도시의 긴급의료센터urgent care(대학병원이나 대형 병원 응급실에 비해 대중적이고 접근성이 좋은 동네 응급센터를 일컬음-옮긴이 주) 접수원으로 일했는데, 놀라운 경험이었다고 이야기했다.

나는 이 이야기에 관한 그녀의 에세이를 읽었다. 긴급의료센터 소유주가 써준 추천서 또한 읽은 상태였다.

"걱정하지 마요." 내가 말했다. "긴장 풀어요. 에세이에 대해 얘기해 봅시다."

하지만 그녀가 긴장하는 것도 무리가 아니었다.

· · ·

다음은 그녀가 말한 이야기다. 그녀는 긴급의료센터의 프런트 데스크에서 늦게까지 일하고 있었다. 진료 마감 시간 직전이었다. 한 노부부가 아기를 안고 들어왔다. 아기는 태어난 지 불과 몇 달이 안 되었다. 아기는 노부부의 증손자였고, 노부부가 아기를 봐주고 있었다. 그들은 70대였다. 그들은 아기를 데리고 데스크로 왔다.

응급실과 달리 긴급의료센터는 문을 열고 들어오는 모든 환자를 진료하도록 법으로 규정되어 있지 않다. 긴급의료센터에서는 보험가입 여부를 묻고 선불을 요구한다. 진료비를 지불할 수 없다면, 외면당할 수 있다. 긴급의료센터는 다른 비즈니스와 마찬가지로 운영된다.

노부부는 돈이 없었다. 그래서 그들은 아기를 안고 데스크 앞에 서 있었고, 그녀는 어찌할 바를 몰랐다.

그녀는 뒤쪽으로 가서 긴급의료센터의 소유주와 이야기를 했다. 사업에 대한 안목이 있는 의사는 그렇게 부자가 될 수 있다. 응급실에서 일하는 것보다 훨씬 더 부자가 될 수 있다.

그는 추천서에서 그녀를 훌륭한 젊은 여성이라고 칭하면서, 그녀가 사무실에서 열심히 일했다고 했다. 자신의 아이들을 돌봐주는 일도 했었는데, 그것이야말로 그녀에 대한 자신의 신뢰를 보여주는 최고의 예라고 말했다.

그녀는 그에게 아기 진료를 봐달라고 부탁했다.

공짜는 없어. 그가 말했다. 응급실로 가시라고 해.

그녀는 노부부는 나이가 많고, 아기는 정말 어리다고 말했다. 그녀는 속상했다.

잘 들어. 그는 잠시 생각한 뒤에 입을 열었다. 내가 자네에게 가르쳐줄 게 있어. 아기 진료를 봐주길 바라는 거라면, 그렇게 하겠네. 하지만 진료비는 자네 급여에서 차감할 거야. 그러니까

이건 자네 선택에 달렸어. 공짜란 없으니까.

그녀는 그 제안에 대해 생각했고, 동의했다. 자신이 아기의 진료비를 지불하기로 했다. 그는 상기도 감염 진단을 내렸다. 아기는 집으로 돌려보냈다. 노부부는 기뻤다. 그리고 그는 그녀의 급여에서 진료비만큼의 금액을 제했다.

. . .

그녀는 자신의 언어로 부드럽고 자랑스럽게 그 이야기를 다시 전했다.

"그 경험을 통해 어떤 것을 배웠습니까?" 잠시 후 내가 그녀에게 물었다.

그녀는 망설였다.

"때로는 옳은 일을 하는 것이 중요하다는 것을 배웠다고 생각합니다." 그녀가 말했다. "제가 옳은 일을 했다고 생각합니다."

"원장이 월급에서 얼마나 차감했죠?" 내가 물었다.

"150달러요." 그녀가 말했다. "하지만 그럴 만한 가치가 있었습니다. 아기는 괜찮았고요."

"그렇다면." 나는 조금 뜸을 들인 뒤 말했다. "그 의사는요? 의사는 옳은 일을 한 걸까요?"

"아. 글쎄요, 제 생각엔 그런 것 같아요. 저에게 가르쳐주려고 하셨습니다."

"의사가 지원자의 월급에서 진료비를 차감했어야 한다고 생각하나요?"

그녀는 다시 당황했다.

"글쎄요." 그녀가 말했다. "그건 제 선택이었습니다. 그분은 저에게 선택권을 주셨지요."

"하지만 그분이 지원자를 그런 상황에 놓이게 했어야 한다고 생각하나요?"

"죄송합니다." 그때 그녀가 말했다. "무슨 말씀이신지 정말 모르겠어요."

그녀는 말을 멈추고 자신의 손을 내려다보았다. 나는 그녀가 그에게, 또는 그가 한 일에 대해 의구심을 갖기를 원치 않음을, 그녀가 그에게 충성을 다했고, 그를 조금도 이해하지 못하고 있었음을 알 수 있었다.

잠시 시간이 흘렀다.

"무료 급식소에 대해 말해 주세요." 내가 말했다. "자원봉사를 했다고요."

"일요일 오후에 아버지와 함께 갑니다." 그녀가 안도하며 대답했다.

그것은 바로 내가 갔던 길이었다. 이내 그녀는 무료 급식소와 자신의 아버지와 소도시에서의 자신의 삶에 대해 열정적으로 이야기하고 있었고, 나는 그녀의 이야기를 듣는 것이 좋아서 그녀가 계속 말하도록 잠시 내버려두었다.

"아기에게 옳은 일을 한 거라고 생각합니다." 면접을 마무리하면서 내가 말했다. "그 일이 당신에 대해 많은 것을 말해 주네요."

그녀는 정말 기뻐 보였다.

강의 소년

:

그것은 이제 30년 전의 일이 되었고, 당시 나에게는 시작이었다. 나는 의과대학 1학년을 마친 후였지만, 거기서 배운 것이 내가 아는 전부였다.

그는 정형외과의였고, 일찌감치 하얗게 센 백발을 한 50대 중반의 스코틀랜드인이었다. 조용하고 거리를 두며 나름의 방식으로 신중을 기하는 사람이었고, 우리가 몇 달을 함께 보냈음에도 나는 그를 잘 알지 못했다. 그는 신에 대해 거의 말하지 않았고, 내가 그곳에 있을 때 그는 교회에 한 번도 가지 않았다. 그는 600만 명의 부족 거주지에서 유일하게 공인된 정형외과의사였고, 수술실에서 전도를 하는, 그런 선교사 같은 사람이었다.

"저 근육은 뭐죠, 하일러 군?" 그는 나에게 묻곤 했다.

당시 나는 해부학 수업을 들은 지 얼마 안 되었던 때라 대체로 정답을 맞혔다. 지금은 거의 다 잊은 모든 근육의 기원과 착점着點, 그 많은 뼈의 이상한 이름들. 해부학은 오래되었고 과거로 가득 차 있다. 해부학을 배우는 것은 더 이상 아무도 말하지 않는 언어를 배우는 일과 같다.

"그렇지, 맞아." 그는 이렇게 말하곤 했다. "그럼 그건 어디에 부착하지?"

그러면 나는 견인기를 들고 부상 부위를 응시하면서 대답을 하려고 애썼다.

그의 환자들은 항상 흑인이었고 항상 가난했다. 홈랜드에 사는 백인은 거의 없었고, 있더라도 모두 수도에 있었다. 수도에는 테니스 클럽, 학교, 안락한 집을 둘러싼 벽을 따라 녹음이 우거진 교외 거리가 있었다. 긴장감이 있었다면 내가 느끼지 못한 것이리라. 삶의 속도는 느긋했고, 지역 신문에 보도된 살인, 강도, 강간과 같은 범죄들도 이상하리만큼 가벼운 성격을 띠었다.

정형외과의와 그의 가족은 병원에서 고작 10분 거리이자 백인들이 모여 사는 구역에서 몇 킬로미터 떨어진 곳에 위치한, 땅이 고르지 않은 언덕 위의 작은 집에서 살았다. 나는 그들 집의 남는 방—뒤뜰의 오두막—에서 머물렀다. 저녁 무렵이면 오두막 현관에서 백인들이 사는 남아공의 희미한 빛이 수평선 위에 보였다.

그의 전문 분야는 척추 결핵이었다. 그때까지 그는 세상의 다른 어떤 외과의사들보다 더 많은 환자를 치료해 왔다. 매주 쇠약하고 마비가 된 사람들이 홈랜드 전역에서 모여들었다. 환자의 친척들은 그들을 픽업트럭 뒤에 태우거나 꽉 들어찬 버스에 입석으로 태워서 오지에서 도시로 데리고 왔다.

그곳에 있는 몇 달 동안, 나는 그가 척추를 잇달아 노출시키고 종기의 액체—버터처럼 노랗고 하얀 결핵 고름—를 잇달아 빼내는 것을 보았다. 이따금 바퀴벌레가 우리 발치에서 수술실을 가로질러 잽싸게 지나갔다.

정형외과는 대체로 절름발이에 관한 의학이다. 하지만 그에게는 모든 케이스가 삶과 죽음에 관한 것이었다. 때로 그의 환자들은 심지어 다시 일어나 걷기도 했다.

나는 그에게 뭔가가 있었다고 생각한다. 그들은 일어나 다시 걸었다.

그는 일주일에 6일, 하루에 적어도 12시간을 일했고, 누군가 그의 문을 두드리면 언제든, 한밤중이라도 자리에서 일어났다. 지금 생각하면 이것—그가 자신의 신념을 지키기 위해 한 노력—이 그에 대해 가장 놀랍다고 여겨지는 부분이다.

. . .

매년 여름 그는 가족들과 짧은 휴가를 보냈다. 그는 어렸을 때 스코틀랜드에서 했던 낚시를 좋아했다. 부유한 남아공 백인 친구가 동쪽으로 차로 몇 시간 거리에 있는 해안에 집과 원양어선 한 척을 소유하고 있었다. 그는 나를 함께 초대했다.

그는 나에게 남는 차를 타고 따로 운전해서 가라고 부탁했다. 가족용 밴에 자리가 없었고, 그는 해안에서 일찍 나와 집으로 먼저 가야 했기 때문에 내가 다른 차를 가져가면 그걸 타고 갈 계획이었다. 나는 나중에 다른 가족들과 같이 밴을 타고 돌아오면 됐다.

그래서 그들이 모두 밴을 타고 출발하고 몇 시간 뒤, 나는 병원에서 주어진 일을 끝마치고 나서 그의 오펠을 타고 인도양을 향해 동쪽으로 따라갔다. 도로 왼편에서 무면허 상태로, 낯선 이국 땅을 통과하며 초조하게 운전을 했는데, 그날은 모든 것이 신나 보였다.

도로는 시내 변두리에서 흙으로 변했고, 주변의 땅은 곧 척박한 적색과 갈색을 띠었다. 비쩍 마른 소 떼와 아프리카 시골의 둥근 초가 오두막이 여기저기 있었다. 도로는 점점 더 나빠졌다. 관례대로 사람들은 나를 불러 세웠고, 나는 마침내, 마지못해 아기를 안고 있는 젊은 여성을 위해 멈춰 섰다. 그녀의 얼굴은 부족을 상징하는 상처로 이루어진 가면이었다. 그녀는 자신의 아이와 함께 뒷자리에 앉아 수 킬로미터를 가는 동안 고개를 숙이고 있었다. 그녀는 딱 한 번, 내려달라고 말할 때 입을 열었다. 아이는 한 번도 소리를 내지 않았다.

내가 강에 도달한 것은 늦은 오후였다. 이제 흙길이 된 그 도로는 먼지투성이 마당에 있는 오두막에서 끝이 났다. 하지만 의사의 밴은 마당 구석에 세워져 있었고, 오두막에서 쏜살같이 걸어 나온 소년이 나를 기다리고 있는 것 같았다. 그가 두 손을 번쩍 들어 보였는데, 그 제스처는 명확했다. 기다려요. 그러고 난 뒤 소년은 둑길을 따라 터벅터벅 걸어가며 나와 멀어졌다.

거의 1시간이 지났다. 덥고 조용했다. 나는 빈 마당을 어슬렁거리다가 강가로 걸어 내려갔다. 멀리서 선외 모터 소리가 희미하게 들려왔다. 소리는 점점 커지더니 쾌속정이 커브를 돌아 급선회하면서 은빛의 긴 물꼬리가 공중으로 치솟았다. 금발 소년이 운전대를 잡고 서 있었고 그의 형제가 뱃머리 쪽으로 재빨리 이동해 나에게 줄을 던졌다. 정형외과의의 어린 아들들이었다.

바다는 강에서 3~4킬로미터 아래에 있었다. 우리는 맹그로브 나무가 둘러선 경계를 벗어나 강어귀에 넓게 펼쳐진 솔트 플랫(염수의 증발로 염분이 침적된 평지-옮긴이 주)으로 들어갔고, 나는 언덕 위에 하얗게 칠해진 저택과 그 너머로 보이는 깊고 빛나는 푸른빛의 인도양을 마주했다. 저택은 붉은 지붕과 테라스가 있고 폭이 좁은 나무 계단이 강변 선착장으로 이어지는, 근방에서 유일해 보이는 건물이었다.

그 선착장은 전체가 새로 콘크리트를 입힌 현대식이었다. 보트에서 뛰어내렸을 때, 나는 소년들이 함께 내릴 생각이 없었음을 알아챘다. 그들은 나를 백 걸음쯤 되는 곳에 혼자 서 있게 두고는 다시 요란한 소리를 내며 떠나갔다. 나는 그들이 왼쪽 오른쪽으로 돌면서 흰 물보라를 뿌리며 가는 것을 지켜보았다. 내가 하얀 집까지 반쯤 올라가기도 전에 일꾼들이 내 가방을 가지고 가려고 웃으며 모여들었다.

그들은 태양 아래 테라스에서 나에게 갑판 의자를 주었고, 키가 크고 나이 가늠이 안 되는 남자가 마실 것을 가져다주었다. 그는 의사 선생님이 몇 시간은 지나야 오실 거라고 말했다. 불편한 데는 없으신가요, 선생님? 뭐 좀 드시겠습니까?

테라스는 따뜻하고 평화로웠다. 나는 바다와 반짝이는 강어귀, 푸른 하늘 등 수 킬로미터를 내다볼 수 있었다. 그것은 아름다운 곳이자 서양 어느 곳에서도 수백만 달러를 호가할 만한 집이었다. 집은 오래된 소파와 편안한 의자 등의 가구들로 수수하게 채워져 있었고, 주로 집 주인 가족—사랑스러운 젊은 여성과, 잘생긴 아이 둘—의 사진들로 꾸며져 있었다. 내가 주인이라고 생각한 남자는 그의 아내보다 나이가 훨씬 많았다. 그는 뚱뚱하고 대머리에 친절한 얼굴을 하고 있었다. 사진 속에서 그들은 모두 행복해 보였다.

그 집에는 적어도 여섯 명의 일꾼이 있는 듯했다. 아래층에서 그들의 목소리가 들려왔고 요리하는 냄새가 테라스까지 올라왔다. 나에게 마실 것을 가져다준 일꾼은 1.5킬로미터 정도 떨어진 앞바다에 있는 의사의 유람용 대형 모터보트를 가리켰다. 그 탑에는 딱 눈에 띄는 사람이 한 명 서 있었는데, 알고 보니 수면 위로 파닥이며 튀어 오르는 물고기 떼를 기다리고 있었다.

나는 테라스의 햇살 아래 편안하게 앉아서 진을 홀짝거리다가 잠시 후 졸았다. 선외 모터 소리에 잠에서 깨고 큰 아이가 계단을 뛰어 올라오기까지 얼마나 잤는지 모르겠다. 그래봐야 아마 몇 분일 것이다.

"시체가 있어요." 맨발에 옅은 녹색 반바지를 입은 그가 거칠게 숨을 내쉬며 말했다. "그들이 의사를 원해요. 의사세요?"

나는 아니라고 말했다.

· · ·

시체는 멀리서도 보이지 않는, 강에서 수백 미터 떨어진 진창 속에 엎드려 있었다. 우리는 얼마 전까지만 해도 모르고 그 바로 옆을 지나쳤었다. 소년들과 내가 도착했을 때 일꾼 두 명은 이미 그곳에 와 있었다. 그들은 강가의 가장 얕은 곳에서 진창 위로 시체를 끌어올리고 그의 몸을 뒤집어 바로 눕혀놓았다.

아마 열여섯쯤 됐을 것이다. 그의 몸은 홍수에 쓸려온 나무 그루터기처럼 아주 시커멓고 아주 차가웠다. 나는 그 옆에 무를을 꿇고 앉았다. 맥박이 없었다. 눈의 흰자는 빨갛고 눈동자는 어둡고 텅 비어 있었다. 그가 입은 파란 나일론 반바지는 흠뻑 젖어 다리 윤곽이 드러나도록 착 달라붙었다. 의사의 아들들은 눈이 동그래져서 서 있다가 조용히 거리를 두었다. 나는 그들을 올려다보았다.

"요리사 아들이에요." 의사 아들 중 한 명이 말했다. "얘 알아요. 간질을 앓고 있어요."

"몸을 떨었네요." 일꾼 중 한 명이 시체를 가리키며 말했다.

그는 두 팔을 흔들고 얼굴을 일그러뜨리며 발작하는 흉내를 냈다. 대나무 낚싯대가 물속에 반쯤 누워 있었고, 쉴 새 없이 물살 속으로 끌려 들어갔다.

"맞아요." 그가 말했다. "돌아오지 않았어요. 우리가 찾았거든요."

나는 아이들과 일꾼들을 바라보았다. 모두가 내가 뭔가를 하기를 바라고 있었다. 하지만 요리사의 아들은 죽었다. 30센티미터 정도 높이의 물에서 익사했다. 강가에서 낚시를 하다가 빠진 것이다.

"둑 위로 올려야 해요." 내가 말했다.

그래서 우리는 그의 시체를 진창에서 건져냈다. 그를 풀밭으로 옮기려는 노력이었다. 우리는 다리가 흠뻑 젖었다. 더운 날이었다.

우리는 그를 풀밭 위에 두고 일꾼 한 명이 남아 지켜보기로 했다. 그렇게 하는 것 말고는 뭘 해야 할지 몰랐기 때문이다. 우리는 집으로 돌아와 옷을 갈아입었다. 우리는 의사를 기다렸다. 나는 그때까지도 내 손에서 시체를 느낄 수 있던 것이 기억난다.

거의 2시간이 지난 뒤 의사가 반짝이는 새 유람용 대형 모터보트를 이끌고 강어귀에서 선착장까지 왔다. 그때쯤 우리—아이들, 일꾼들 그리고 요리사—는 테라스에 있었다. 요리사만 울고 있었다.

그녀는 키가 크고 마른 여자였다. 벽에 기대어 있었고 눈물이 그녀의 뺨에 있는 부족 흉터를 타고 흘러내려 파란 치마폭 안으로 떨어져 들어갔다.

보트가 다가오자 나는 일꾼들을 따라 계단을 내려갔다.

"잘 도착했군?" 보트가 선착장 쪽으로 천천히 다가오는 동안 의사는 부릉대는 모터 소리 너머로 외쳤다. 그는 보라인 bowline(돛을 뱃머리 쪽에 매는 밧줄-옮긴이 주)을 일꾼들에게 던진 뒤 민첩하게 갑판을 내려와 선미 쪽으로 갔다. 그는 햇볕에 그을리고 셔츠도 입지 않은 모습이었고, 편안하고 만족스러워 보였다. 그가 신은 테니스화는 물고기 비늘로 덮여—일부는 다리 털에, 일부는 양말에 붙어—있었다. 그가 선착장으로 올라왔을 때, 나는 그에게 말했다.

"하느님 맙소사." 그는 고개를 가로저으며 햇빛에 눈을 가늘게 뜨고 잠시 침묵했다.

한 여자가 내 뒤에서 말했다. 요리사였다. 그녀는 계단 맨 아래층에서 의사에게 자기 아들을 영안실로 데려가달라고 부탁했다.

"부탁드려요, 선생님." 그녀가 말했다.

"당연하죠." 그녀가 다시 울기 시작하자 그는 그녀를 쳐다보며 어깨를 만져주려고 손을 뻗으면서 대답했다.

"저희와 함께 가시겠습니까?" 그녀가 손등으로 눈물을 닦아내자 의사가 물었다. 그러나 그녀는 고개를 저었다.

"견딜 수 없을 것 같아요." 그녀가 영국 여자처럼 말했다.

우리가 시신이 있는 곳으로 돌아왔을 때, 사람들이 모여 있었다. 강에서는 보이지 않는 쪽에 마을이 하나 있었고, 소식은 빠르게 퍼져 나갔다. 남자와 여자가 각각 무리를 나눠 조용히 이야기를 나누며 서 있었다. 황혼이 질 무렵이었다.

두 일꾼이 보트를 마중 나가 보라인을 붙잡은 뒤 얕은 곳에 서 있는 동안 의사와 나는 시신을 들어 올려 그들에게 전달했다. 보는 눈들이 있었고, 우리는 잘 해보려고 노력했지만, 시체가 축 늘어지고 무거워서 풀이 높게 자란 풀밭을 통과해 나가느라 애를 먹는 동안 우리의 손은 흠뻑 젖었다. 보트 안으로 시신을 싣는 일은 여전히 더 어려웠다. 일꾼 한 명이 보트 안에 서서 팔로 시신의 가슴을 감싸고 우리는 다리를 잡고 힘겹게 끙끙거렸다. 마침내 젖은 매트리스처럼 차가운 시체를 들어 올려 넘어뜨린 다음 보트 안으로 밀어 넣었다.

의사는 그의 발 사이에 위쪽을 향한 소년의 얼굴을 둔 채 뱃머리에 앉았고, 우리는 강을 따라 차를 세워둔 쪽으로 갔다. 두 일꾼은 두 손으로 담배를 동그랗게 모아 쥐었다. 의사의 흰 머리카락이 휘날렸고, 우리의 셔츠는 갈비뼈 주위에서 펄럭였다. 날이 금세 추워졌다. 내 발 아래 있는 존재가 어마어마해 보였다.

마당에는 우리를 볼 사람이 아무도 없어서, 우리는 그의 다리를 끌면서 얕은 곳을 지나 차가 있는 곳으로 갔다. 밴의 뒷좌석이 깔끔하게 접혀 있어서 우리는 그를 거기에 눕혔다. 남자들은 전조등 불빛 사이를 왔다 갔다 하며 배를 계류했고, 의사는 그의 얼굴과 맨다리와 발에 묻은 진흙을 닦아낸 다음, 닦아낸 수건을 어둠 속 보트를 향해 던졌다.

밴 뒷좌석에는 낡은 녹색 침대보가 있었다. 우리는 그걸로 소년을 덮어주었다.

"난 이 애가 태어났을 때부터 봐왔지." 내가 그를 보자, 의사가 짤막하게 말했다. 그러고는 고개를 저으며 밴에 올라타 시동을 걸었다.

1시간이 훨씬 넘는 긴 운전이었다. 남자들은 뒷자리에 다리를 꼬고 앉아 우리에게 길을 알려주었다. 거친 흙길을 지날 때 시체는 달달 떨리며 튀어 올랐다가 그들 쪽으로 미끄러져갔고, 그들은 시체가 가만히 있도록 붙잡으려고 애썼다. 전조등은 거의 먼지로 가득 차 있었다. 이따금씩 뒷자리의 남자들이 서로에게 무슨 말을 건넸지만, 의사와 나는 말을 하지 않았다. 히터를 켜니 따뜻했다.

영안실이 있는 병원은 진흙으로 된 작은 건물이었지만 열려 있었고, 내가 혼자 걸어 들어갔을 때 어디선가 라디오 소리가 들려왔다. 간호사는 한 명만이 근무 중이었다. 그녀는 침대 시트를 개서 캐비닛에 넣고 있었다.

"실례합니다." 내가 말하자 그녀는 몸을 돌렸다. "시체를 가져왔는데요."

그녀는 나를 살펴봤다. "사망진단서를 가져오셔야 합니다." 그녀가 말했다. "사망진단서 없이는 시신을 받아줄 수 없어요."

"사망진단서는 어디서 받을 수 있습니까?"

"내일까지 기다리셔야 합니다."

나는 어떻게 해야 될지를 몰랐다. 나는 밴으로 돌아왔다.

내가 흙 마당으로 나왔을 때, 우리 일행 중 한 명이 전조등 불빛 아래 서서 멀리 어둠 속으로 긴 아치를 그리며 소변을 보고 있었다. 의사는 운전석에 앉아 내 말을 들으면서 눈앞의 옅은 소변 줄기를 쳐다보며 그를 무표정하게 바라보았다.

"알았네." 그가 말했다. "자네는 여기서 기다리는 게 어때."

나는 꼿꼿한 그의 모습이 병원 문 앞 밝은 광장으로 사라지는 것을 지켜보았다. 그는 몇 분 뒤에 나왔다.

"간호사는 그저 돈을 원했던 거야." 그가 잠깐 어두운 미소를 흘리며 말했다.

영안실은 마당 구석에 있는 별채였다. 다이얼로 된 스테인리스강 냉장 서랍으로 채워져 있었다. 낙농장의 내부처럼 서늘하고 냄새가 안 났으며 놀라울 정도로 현대적이었다.

우리는 그를 녹색 침대보로 싼 채 병원 들것에 싣고 불빛을 지나 영안실 서랍으로 옮겼다. 소년이 누워 있는 동안 간호사가 방으로 들어왔다. 그녀는 손에 폴라로이드 카메라를 들고 그의 얼굴에 초점을 맞추려고 허리를 구부렸다. 플래시가 터져 금속 캐비닛에 반사되고 서랍은 아주 조용히, 그리고 부드럽게 닫혔다.

"기록을 해야 돼서." 그녀가 말했고, 우리는 검정 필름 밖으로 사진이 나오는 것을 지켜봤다. 윤곽이 나오기 시작하는 얼굴, 입꼬리와 반쯤 뜬 두 눈, 하얀 치아, 시트에 대비돼 어두워 보이는 머리카락.

우리는 다시 밴에 올라탔고, 그녀는 사진을 말리려고 손에 쥐고 흔들면서 아무 생각 없이 따라왔다. 우리는 창문을 통해 그녀가 마당을 가로질러 문으로 들어간 뒤 문을 닫는 모습을 지켜보았다.

돌아오는 길에 모두가 조용했다. 도로는 텅 비었고, 몇 분 동안 의사는 차가 크게 덜컹거리도록 커브를 돌고 속도를 내며 운전했다. 그는 차를 빨리 모는 것을 좋아했다. 하지만 잠시 후 그는 다시 속도를 늦추었다.

"전부 다 미안하네." 그가 말했다. 마치 자기 탓인 것처럼.

워시보드를 단 타이어가 굴러가는 소리와 이따금 성냥에 불이 켜지는 소리만 들려오는 가운데 불편한 침묵이 우리 사이에 자리 잡았다. 밴은 연기로 가득 찼지만, 창문을 열면 먼지가 안으로 쏟아져 들어왔다.

거의 집에 다다랐을 즈음 전조등에 비쳐 아주 하얗게 보이는 작은 무리의 젖소 떼가 도로로 우르르 내려와 천천히 우리 쪽으로 고개를 돌렸고 우리는 천천히 차를 멈추었다. 의사는 경적을 울리지 않고, 엔진이 똑딱거리는 동안 그저 기다렸다. 들판에서 희미한 소리가 몇 번 들리고 젖소들은 도로를 가로질러 가던 길을 계속 가더니 시야에서 사라졌다.

· · ·

나는 그 이후 아프리카로 돌아간 적이 없다. 이제 그 소년들은 성인이 되었고, 의사는 세상을 떠났다. 그의 무료 진료소는 문을 닫았고 잊혀졌다. 그가 한 일은 죽기 직전 마지막 순간에 받은 사진과 함께 과거로 들어갔다. 찰스 왕세자는 버킹엄 궁전에 있는 그의 옷깃에 훈장을 달아줄 예정이다. 명예가 덜한 것이므로 아무도 그를 경이라고 부르지 않을 것이다. 잠깐의 카메라 플래시와 악수, 그리고 다음 줄로 넘어가는.

나는 지난 몇 년간 수많은 발작을 봐왔다. 발작을 할 때에는 갑작스러운 변화가 생긴다. 그들은 멍하게 있다. 때로 소리치기도 한다. 그러다가 팔이나 다리가 뒤틀리기 시작하고, 몸 전체가 그렇게 된다. 암울하고 비현실적으로. 1~2분이 지나면 발작은 멈추고 몸이 축 늘어진다. 깨어나려면 많은 시간이 걸린다. 바로 이때 요리사의 아들이 익사한 것이었다. 발작하는 도중이 아닌 발작 후에 그 여파로. 나는 당시에는 이 사실을 몰랐다.

소년의 익사 같은 사건은 정말 사소한 순간들이 연속적으로 일어난 것이다. 단편적인 듯 보이지만 여러 편린이 겹쳐 있다. 소년이 낚시를 하러 가고 발작이 일어나더라도, 앞으로 넘어져서 물속에 빠지는 대신 잔디가 있는 뒤로 넘어졌거나, 그가 물가로 내려가게 만든 것—어쩌면 그가 물살 속에서 본 무엇—이 애초에 눈에 띄지 않았다면. 혹은 그가 혼자가 아니었다면.

비극은 예측 불허하지 않다. 비극은 어떤 일이 먼저 일어나느냐에 관한 것이다. 마음이 힘들어 여기까지만 이야기해야겠다.

· · ·

더 젊었을 때, 나는 신을 어리석게 바라보았다. 말하자면 내가 신의 존재를 일축한 것이다. 지금도 그렇다. 하지만 그렇지 않은 사람들이 있어 다행이라고 생각한다. 타인에 대한 진정한 믿음은 나에게 위안을 준다. 이는 은총이 인간이고, 우리 안에 있음을 암시한다. 나로서는 이 세상을 조망하는 이들이 더 지각이 있어야 한다는 생각이 든다. 만약 신이 있다면, 그는 우리를 구하고자 여기에 존재하지 않는다. 하지만 어떤 이들은 어떻게든 더 모르는 쪽을 택한다. 그들은 질문을 명확하게 파악할 수 있음에도 단순성과 불가사의함으로 눈을 돌린다.

나는 의사가 영안실 밖 전조등 불빛 아래 서 있는 모습을 생생히 떠올릴 수 있다. 그의 모습이 아주 선명하게 보인다. 그는 지성이 있는 사람이었다. 그의 인생을 자신의 일에, 이 끝없는 투쟁에 바쳤고, 이제는 소수를 제외한 모든 이로부터 잊혀졌다. 나는 그에 대해 생각한다. 낯선 이에 대해, 내가 거의 알지 못한 사람에 대해. 이제 나는 거의 그의 나이가 되었고 아주 많은 시간이 흘렀지만, 그래도 여전히 시작인 것처럼 느껴지기 때문이다.

우리가 차를 타고 언덕 위 집으로 돌아갈 때 내 옆에 앉았던 그를 기억한다. 그 긴 밤을 지나가던 중 한참이 지나 그가 갑자기 던진 말을 기억한다. 나는 그가 그 자신에게 한 말임을 알았고, 대답하지 않았다.

"적어도 애를 찾았잖아." 그는 어둠 속 흙길에 시선을 고정한 채로 말했다. "적어도 그랬으니까."

잠든 사람

:

멀리서 보면, 그 건물은 도시 북쪽의 숲 근처에 있는 무엇이든—사무실이든 공장이든—될 수 있었다. 저 멀리 산을, 머리 위에는 드넓은 하늘을 끼고 이차선 도로를 따라 달리다 보면 수 킬로미터 정도의 거리에서 건물이 보인다. 밤에는 한쪽 끝에서 다른 쪽 끝까지 불이 켜져서, 마치 바다에 떠 있는 배처럼 빛난다.

그 건물이 무엇인지는 가까이서만 알 수 있다. 그것은 땅값이 싼 외딴곳에 세워진 병원이다. 더 높은 층수의 방 창문에서는 사막을 더 멀리까지 내다볼 수 있다.

병원은 완전 새 병원이다. 원래는 교외의 여러 보험사를 유치하기 위해 지어진 것이었다. 하지만 예상은 빗나갔고, 보험은 막 밀려들어오는 대신 가뭄에 콩 나듯 조금씩 들어왔다. 그래서 다른 계산법이 적용되었고, 그 사업은 중단되었다. 지금 병원은 깨끗하고 반짝반짝 빛나면서도 이상하리만큼 공허하게 느껴진다.

그곳에서 가끔 근무를 할 때마다 나는 늘 경계한다. 이는 작은 병원에서 일하는 의료진이 겪는 끝없이 불안한 고독의 일부이다.

. . .

그는 혼자 운전해서 들어왔다. 몸집이 크고 배가 나왔으며 흰 염소수염에 크고 살짝 놀란 푸른 눈을 가진 50대 남자였다. 그는 깔끔한 청바지와 티셔츠를 입고 있었다. 가슴 통증. 하지만 그는 숨을 헐떡거리거나 땀을 흘리거나 가슴을 움켜잡고 있지 않았다. 대신 수업 중에 갑자기 불려 나가는 학생처럼 긴장하고 부끄러워 보였다.

"근무 중이었습니다." 그가 사과하듯 말했다. "뭔가 느낌이 좋지 않아요."

시내 변두리 공사 현장의 도로 작업단 감독이었다. 그는 병원에 잘 가지 않았다.

나는 그의 심전도 검사 결과를 받았다.

. . .

심전도는 마법 같고 불확실하다. 심전도는 항생제가 존재하지 않고 심장이 무한히 불가사의한 존재로 여겨졌던 다른 시대에서 왔다.

가장 깊은 의미에서 우리의 삶은 전류이다. 전하를 띤 원소들—나트륨, 칼륨 등 셀 수 없이 많은 그 밖의 원소들—이 불가능한 복잡성을 안고서 막을 넘나들며 흐른다.

심장은 뇌와 달리 이해를 시키기에 충분히 단순하다. 심장은 바보 같고 잔인하다. 반딧불이처럼 스스로 계속 충전한다.

우리의 심장은 모두 같은 방식으로 뛴다. 충격은 높은 곳, 목 부근에서부터 시작된다. 근육을 타고 내려와, 심장이 한 번에 수축하지 않고 잔물결처럼 수축하게 한다. 피는 아주 오래되고 우아한 질서에 따라 네 개의 방에서 방출된다.

19세기 후반까지 심장의 전기 활동에 대한 첫 번째 추적이 이루어졌다. 최초의 호기심은 위대한 발견으로 이어졌다. 심장 조직이 손상되었을 때, 전기는 이를 통해 다른 패턴으로 흐른다. 이 패턴은 뚜렷하며, 의사의 눈으로 보면 놀라울 정도로 많은 양의 정보를 담고 있는 흔적을 남긴다.

10개의 전극을 신체의 정확한 위치에 붙인다. 각 전극은 자신과 다른 전극 사이의 전류를 측정한다. 모두 종합해 보면, 이들은 심장의 전류를 3차원으로 기록한다. 심전도는 가장 기본적으로 3차원 공간을 2차원 그래프로 나타낸 것이다.

수천 개의 심전도를 보고 있자면 세부적인 내용들은 잊

는다. 시험에서 물어본 질문의 답을 잊는다. 거리의 낯익은 얼굴들처럼, 패턴만이 눈에 들어온다.

나는 그의 심전도에 대해 확신이 없었다. 딱히 좋아 보이지는 않았지만, 그렇다고 딱히 나쁘게 보이지도 않았다. 이는 심전도가 가진 또 하나의 불가사의이다. 심전도는 보통 불분명하다. 반영해야 할 것들을 항상 반영하지는 않는다. 대신에 확신보다는 확률에, 지식보다는 느낌에 대해 이야기한다.

. . .

도서관의 책처럼 두꺼운 의료기록 더미에서 수시간 동안 찾았던 엄청난 양의 종이 차트를 기억한다. 그 모든 파일, 듀이십진분류법에 따라 라벨이 붙여져 수천 개의 종이 서류 케이스에 들어가 있는 모든 엑스레이 사진들이 소각로에서, 매립지에서 불타 없어졌다. 그 안에는 수많은 사연과 공포와 투쟁이 있었다.

이제 의료기록은 키보드로 입력 몇 번만 하면 접근할 수 있다.

나는 그의 이름과 생년월일을 컴퓨터에 입력했다. 잠깐 그를 검색해 보았다. 하지만 아무것도 나오지 않았다.

그때 간호사가 소리를 질러서 나는 돌아보았다.

그는 들것에 누워 경련하며 숨을 헐떡이고 있었다. 방금 전까지 나와 이야기를 하던 사람이다.

심실세동은 한눈에 알 수 있다. 치명적인 심장박동이며, 화면에 작은 톱니 패턴으로 나타난다. 전류는 우아한 물결 대신 거칠게 작은 원을 그리고, 심장은 박동을 멈춘다. 이 경우 즉시 조치를 취해야 한다.

실시간으로 뛰는 정상적인 심장박동은 기계처럼 보인다. 날것 그대로의 특징을 지니고 있다. 노란 지방으로 번들거리고 암적색을 띤다. 뛰는 심장을 손에 쥐어본 경험이 몇 번 있는데, 심장이 주는 엄청난 힘—다시 힘껏 수축하는 일단의 근육—에 매번 충격을 받았다.

노출된 심장에서 심실세동을 본 적도 있다. 외과의들이 처치실에서 총에 맞고 칼에 찔린 사람들의 가슴을 열었을 때였다.

심장은 강둑에 너무 오래 나와 있는 물고기처럼 떨린다. 산소를 빼앗긴 근육이 떨린다.

· · ·

제세동은 심전도만큼이나 오래된 기술이다. 제세동은 이제 유명해졌다. 생명을 구하는 충격이 가해질 때면 모두가 "클리어!"라고 외친다.

심장이 충격을 받으면 모든 세포가 동시에 발화發火한다. 슬레이트는 일순간 깨끗이 닦인다. 그러고 나서 심장의 본질적이고 불가사의하며 무의식적인 본성이 스스로 다시 고개를 들기를 희망한다. 그것은 마치 동물처럼 스스로 충전되어, 늘 그래왔듯 잘 닦인 길을 따라가려고 애쓸 것이다.

만약 심장이 너무 심하게 손상되었거나 시간이 너무 많이 지나버렸다면, 충격을 주는 것은 효과가 없다. 죽음은 빨리 찾아오고 고통은 없어 보인다. 두려움을 느끼거나 어떤 계획을 하거나 후회할 시간이 없으므로, 그 속도는 무서우면서도 안심이 된다. 묘한 떨림만이 느껴지고, 우리는 생을 떠난다.

그러나 심장이 손상된 정도가 아직 심하지 않다면, 제세동은 신의 일처럼 보일 수 있다. 이는 아주 아슬아슬한 상황으로 전개된다. 고작 1~2분으로 운명이 갈릴 수 있다.

그래서 우리는 손을 더듬거리며 서둘러 제세동기를 찾았고, 그의 셔츠를 찢은 다음 창백하고 털 하나 없는 그의 가슴에 끈적거리는 전기 패드를 찰싹 갖다 붙였다. 그가 숨을 헐떡이며 경련하고 입술이 퍼렇게 변하자 콘덴서를 충전했다.

제세동기로 충격을 가할 때 나는 소리는 작은 채찍 소리처럼 들린다. 전기가 흐르는 것처럼 보이지 않는다. 두 팔이 경련하고 몸이 움찔한다. 몸은 죽은 이후에도 한동안 이럴 것이다.

우리는 그에게 충격을 한 번 가했다. 순간 심장 세포가 전부 발화하면서 그의 머리 위 모니터에 뜨는 녹색 선이 평행선을 그렸다. 그러고 나서 심장은 갑자기 다시 정상적으로 뛰기 시작했다.

생이 다시 그의 안으로 밀려들어갔다. 얼굴에 분홍빛이 돌더니 그는 눈을 깜박이기 시작했다. 얼마 후 그는 갑자기 힘이 솟

구쳤고, 똑바로 앉으려고 안간힘을 쓰면서 우리가 씌워둔 산소 마스크를 떼어냈다.

그때서야 우리는 그를 병상에서 소생실로 옮겼다. 응급단계 분류소 간호사들과 응급실 간호사들, 그리고 나까지, 모두가 틀렸다. 우리는 위급함을 전혀 감지하지 못했었다.

"어떻게 된 겁니까? 여기가 어디죠?"

나는 대답하지 않았다. 나는 심장병 전문의를 호출하고 있었다. 그는 괜찮아 보였고, 심전도는 그 순간 진실을 밝히기보다는 감추기로 선택했다.

· · ·

마침 딱 그 주, 그 시간에, 선택적 심장 카테터 삽입을 하는 병원에 심장병 전문의가 있었다. 의료진이 있었고, 장비가 준비되어 있었으며, 그날은 아직 아무도 퇴근을 하지 않았다. 헬리콥터를 부르고 지붕에서 모터가 돌아가는 소리가 들릴 때까지 오랫동안 기다리고 있을 필요가 없었다.

그 순간 그는 생사의 갈림길에서 우리보다 훨씬 더 원초적인 감정적 힘을 가지고 있었다. 그는 모두의 완전하고 절대적인 관심을 받고 있었다. 당신 눈앞의 위험이 진짜라는 걸 인지하면 그것은 당신을 압도한다. 그는 곧 잊히겠지만, 그 힘의 순간, 다른 어떤 것도 생각하지 않는 그 순간은 순수하고 힘이 넘치며 정화되는 듯 느껴진다. 세상이 고조되고 의미로 가득해질 때,

그 안에는 두려움이 있지만 일종의 기쁨 또한 존재한다.

우리는 그에게 조직의 전기를 진정시키는 약인 아미오다론을 투여했다. 이것은 약간 효과가 있다. 우리는 피가 계속 응고되는 것을 막아주는 아스피린과 헤파린도 투여했다. 이들 또한 약간 효과가 있다. 하지만 그럼에도 그는 우리가 보는 앞에서 심근경색을 겪고 있다. 동맥이 막혔고, 심장은 언제든 다시 박동이 느려질 수 있다. 그에게 필요한 것은 확장된 혈관과 근육에 공급할 신선한 피였다.

또다시 심전도. 나는 기계를 뚫어지게 바라보았다. 그리고 그것은 비밀을 밝히지 않았다.

. . .

심장병 전문의는 몇 분 후에 들어와서 자신을 소개하고 한 30초쯤 이야기를 들었다. 그는 심전도 기계를 힐끗 보고 심조율 기록지를 슬쩍 보더니 어깨를 으쓱했다.

"좋아요." 그가 딱히 누구에게랄 것 없이 무심히 말했다. "데려갑시다."

데려간다는 것은 의학에서는 더 울림이 깊은 표현 중 하나이다. 그것은 생각하거나 논쟁하는 대신 행동을 취한다는 의미이다.

남자는 들것에 누워서 심장병 전문의가 숙련된 방식으로 세부 사항을 검토하는 것을 들었다. 우리가 막혔을 것으로 의심한 혈관을 확장하기 위해 심장에 카테터를 삽입할 예정. 그에 따른 위험과 이점. 서명할 서류. 시간이 지나고 있었다.

그는 망설였다.

"잘 모르겠어요." 그가 말했다. "아내와 이야기하고 싶습니다. 그게 정말 필요한가요?"

그는 초조한 듯이 멍하게 가슴을 긁었다. 그 모습이 기억난다. 자신의 가슴을 긁던 파란 눈에 짧은 흰 머리, 하얀 염소수염을 가진 남자. 그 몸짓이 왜 유난히 눈에 띄었는지는 모르겠지만, 그랬다. 내가 이해할 수 있을 것 같은, 인간적인 모습이었다. 전극 때문에 가려웠고, 그래서 아무 생각 없이 긁은 것이다.

나는 그가 자신이 얼마나 위험한 상황에 처해 있는지 모르고 있다는 걸 깨달았다. 그 병실의 다른 사람들은 이 사실을 너무도 잘 알고 있었다. 혼란에 빠진 그 남자만이 자신에게 무슨 일이 일어나고 있는지 믿기 힘들어했다.

"정말 그럴 시간이 없습니다." 심장병 전문의가 말했고, 우리 모두 말없이 그를 쳐다보았다.

그렇게 많은 눈이 자신을 주시하고 있고, 모두가 기다리고 있으며, 두 팔에는 주삿바늘이 꽂혀 있고 머리 위에 조명이 있고, 약물이 혈관을 흐르고 있을 때, 거부할 수 있는 사람은 거의 없다. 권위의 무게가 전적으로 당신에게 실린다.

"알겠습니다." 그는 마침내 대답했고, 서류에 서명하고 난 뒤

처음으로 진정 두려워하는 표정이었다.

"아내에게 전화하고 싶어요." 그가 말했다. 하지만 아무도 대답하지 않았다. 그들은 그냥 복도를 따라 엘리베이터까지 그를 데려갔다. 당황하지 않고 긴급함을 시사하는 속도로. 이 속도는 병원에서 볼 수 있는 특별하고 무의식적인 것이다. 빠르게 걸으면 바로 알아볼 수 있다.

내 근무가 이제 막 시작이었다.

· · ·

치료의 과정은 예측 가능한 길을 따른다. 첫 번째 단계는 진단이다. 두 번째는 치료의 수행이다. 세 번째는 효과가 있는 치료이다.

처음 두 단계는 필연적으로 함께 발생한다. 하지만 우리는 세 번째 단계에 진입하기까지 때로는 수백 년을 기다린다.

우리가 하는 일 중 대부분은 의식이다. 사람들은 늘 그래왔듯이 살고, 또 죽는다. 살면서 얻는 사소한 질병들은 저절로 낫는다. 고약한 병들은 더 나빠진다. 의학이 우리가 진정 믿고자 하는 믿음을 얻는 데에는 단 몇 개의 순간과 몇 가지 조언이 있을 뿐이다.

하지만 지식 자체는 신비롭다. 예를 들어, 혈액은 심장이 박동할 때마다 색이 변한다. 몸에서 소비되는 산소를 포함한 정맥혈은 육안으로 보면 짙푸른 붉은색이다.

심장의 오른쪽은 정맥혈을 폐로 다시 내보내고, 그것은 폐에서 우리가 숨 쉬는 공기에 의해 변환된다. 혈액이 폐를 빠져나와 심장 왼쪽으로 들어가서 대동맥과 그 지류를 통해 흐를 때면 다시 산소와 힘이 가득한 진홍색이 된다.

대동맥의 지류 중 첫 번째는 관상동맥이다. 대동맥에 난 작은 구멍 두 개는 대동맥 판막 바로 위에 있는데, 하나는 왼쪽에 다른 하나는 오른쪽에 있다. 각각 심근을 감싸고 있는 혈관 그물에 피를 공급하고, 끝없이 진홍색의, 산소가 공급된 혈액으로 유지해 준다.

그 혈관들은 지름이 빨대보다 거의 크지 않다. 이들은 항상 일을 하고 있다. 심장은 가차 없고 목마르기 때문이다. 그래서 취약하다. 시간이 흐르면서, 현대 생활에 의해, 플라크로 인해 좁아지면서 피부라기보다는 자갈처럼 촉감이 딱딱하게 굳어버리면, 우리의 삶은 그것에 매달려 있게 된다. 플라크가 갈라지고 전류에 의해 열리면 그 주변의 혈액이 상처에 반응하듯 반응한다.

혈액이 응고된다. 혈관을 막는다. 1~2시간 후면 하류 쪽 근육이 모두 죽을 것이다.

. . .

내가 어렸을 때 심근경색은 그저 지켜볼 수밖에 없었다. 효과가 없는 약물이 투여되었다. 막힌 혈관은 열 길이 없다. 심장은 죽는다. 때로는 빠르게, 때로는 천천히, 모두가 곁에 서서 관계도 없는 약물을 조정하면서 서 있는 동안.

그런데 그때 세 번째 단계가 등장했다.

심장 카테터 삽입술은 놀랍고 섬세하며 아름답다. 가장 가는 카테터, 구부러지고 휘어지는 지능적인 팁이 있어 물건을 잡을 수 있는 꼬리가 바늘을 통해 손목이나 사타구니 동맥에 꿰어진다. 카테터는 이를 통해 대동맥으로 쉽게 미끄러져 들어가고, 마침내 심장까지 올라온다.

흑백 화면 속에서 심장은 그림자처럼 뛴다. 카테터가 보인다. 앞쪽으로 조금씩 움직이며, 전류 속에서 덩굴손처럼 흔들린다. 심장병 전문의는 조용히 몰두한다. 모든 움직임이 조심스럽다.

카테터는 심장 위에 있는 것처럼 보일 때까지 대동맥 안에서 올라간다. 그러나 혈관의 아치를 따라 대동맥 판막 쪽으로 내려오면서 저절로 구부러지기 시작한다. 엑스선 이미지는 움직이는 그림자이자 빛과 어둠이 만나는 지점일 뿐이기에 화면에서 판막이나 다른 세부 사항이 보이지는 않는다.

심장병 전문의가 카테터 끝에 염료를 주입한다. 이는 화면에서 오징어 먹물처럼 보인다. 그런 다음 한두 박자가 지나가면 마치 번개가 친 것처럼 회색 배경에서 관상동맥이 튀어나온다. 혈관은 그 순간 아주 선명하게 드러난다.

그들은 이미지를 고정시킨다. 화면에서 그것을 살핀다. 혈관들은 깊고 비밀스러운 뿌리 조직처럼 보인다.

사타구니에서 꿰맨 피아노 와이어가 심근경색을 막을 수 있다는 생각은 놀랍다. 그 생각 자체는 간단하다. 하지만 이는 매우 이질적이고 그럼에도 가능성이 낮아 보인다.

. . .

그날 밤 늦게 나는 그 환자를 컴퓨터로 다시 찾아보았다. 간호사들에게 이미 들었지만, 글로 된 메모를 보고 싶었다. 심장병 전문의는 몇 시간 전에 집에 갔다.

심장 뒤쪽에 지류가 있었는데, 심전도가 가장 정확하지 않은 곳이다. 혈관 하나는 실 한 가닥 정도이지만, 충분했다. 10센트 크기의 세동하는 근육은 마른 쏘시개의 불꽃처럼 작용했다. 그 주변의 모든 정상 근육 또한 순식간에 타오르고 세동하기 시작했는데, 이것은 단지 운이 좋은 엔트로피로의 하강이었다. 그가 그때 바로 입원하지 않았더라면, 그 많은 의료진이 투입되지 않았더라면, 그는 죽었을 것이다.

심장병 전문의는 카테터를 밀어 넣고 막힌 부분을 가로질러 스텐트라고 알려진 작은 금속 빨대를 넣었다. 피가 한 번 더 흘렀다.

수술은 처음부터 끝까지 23분이 걸렸다. 하지만 죽어가는 근육의 10센트 크기의 원은 완두콩만 해졌고, 그다음엔 핀으로 뚫은 구멍 정도에 지나지 않았다. 그의 심장은 거의 손상되지 않았다.

．．．

나는 근무가 끝날 때쯤 망설였다. 새벽 2시가 지나 늦은 시간이었고 어두웠다. 나는 차가 있는 곳으로 나가서 운전을 해 집으로 가려 했다. 이 또한 그것의 일부였기 때문이다. 정체를 알 수 없는 상태에서 좋은 것과 나쁜 것을 똑같이 남겨두는 일. 하지만 그날 밤 나는 다시 젊어지기라도 한 듯이 나 자신에 충실하기로 했고, 병원 중앙 건물로 걸어 들어갔다. 그 시간 복도는 환하고 텅 비어 있었다.

중환자실은 4층에 있었다. 그날 밤에는 환자 몇 명과 근무 중인 간호사 몇 명만 있었는데, 그 시간엔 거의 일이 생기지 않았다. 나는 탐지기에 배지를 흔들고 문이 열리자 안으로 들어갔다.

한밤중의 병동에는 일종의 부드러움이 있다. 불이 꺼지고 주변에는 아픈 사람들이 잠들어 있으며, 부산스러운 아침까지 몇 시간 정도 남아 있다.

그의 병실 조명은 어두웠고, 침대 위의 평평한 현대식 모니터는 빨간색과 파란색, 디지털과 침묵을 오가며 켜져 있었다. 지켜봐야 하는 환자였기에 커튼은 열려 있었고, 나는 해 질 녘 유리문을 통해 그를 볼 수 있었다.

그의 머리는 베개 위에 있었고, 가슴은 수월하게 오르내렸다. 그의 머리 위에 뜨는 숫자는 모두 정상이었다.

나는 그 남자를 지켜봤고, 내가 여기 있었다는 사실을 그가 결코 모르리란 걸 알았다. 그 사람보다는 나 자신을 위해 그곳에 있었던 것 같다. 하지만 그를 보면서 자긍심이나 소유욕이나 힘을 느끼지는 않았다. 나는 그를 몰랐고, 절대 알지 못했을 것이다. 하지만 누워 잠든 모습을 보고 있으니 그의 존재가 기적처럼 느껴졌다. 적정한 거리와 과학과 호기심 때문에, 우리가 갖추도록 배운 이성적인 사고와 냉철한 눈 덕에 그가 살아 있었다. 그를 구한 것은 따뜻함이나 공감, 믿음, 부드러움이 아니었다. 그것은 운이었고, 인간의 몸이 기계라는 생각이었다. 더불어 그날 그가 일했던 그 도롯가에서 차로 5분 거리의 숲속에 지어진 이 병원의 어리석음도 한몫했다.

의학에서의 영광은, 실패 또는 수많은 흑인에 관한 이야기처럼 사적이고 사소하다. 하지만 숨 막힐 정도로 위대했던 순간들이 있다. 그리고 그런 순간들 역시 평범한 날처럼 말없이 지나간다. 그런데 그날 밤 나는 내가 위대함의 산물을 보고 있음을, 그것을 부정해서는 안 됨을 똑똑히 알고 있었다. 나는 그가 아침에 일어나 바깥 풍경을 보며 눈을 깜박이는 모습을 생각했다. 그리고 그것이 그에게 아무것도 아닌 것처럼 보일 수도 있으며, 자신이 얼마나 위급했는지 쉽게 이해하지 못할 수 있고, 아이처럼 어깨를 으쓱하고는 결코 파악하거나 궁금해하거나 인지하지 못할 수 있음을, 평범한 삶이 계속되면 그것이 마치 평범한 것처럼 보일 것임을, 나는 경험을 통해 알고 있다. 하지만 이 순간들은 우리가 매달리는 순간들이고, 시간이 지나면서 매달리도록 우리 자신을 상기시켜야 할 순간들이다. 몇 시간 뒤면 이 남자는 다시 얻은 삶을 안고 병원을 나가 드넓은 서부 하늘 아래 설 것이다.

집으로 차를 몰고 가면서, 나는 졸음을 쫓기 위해 라디오를 켜고 창문을 내렸다. 따뜻한 밤이었다. 별들이 떠 있었고, 거울로 보이는 병원은 뒤로 멀어질 때까지 환하게 불이 켜져 있었다. 나는 이차선 도로에 차를 세웠고, 데니스와 타코벨을 지나 마침내 주간 고속도로에 들어섰다. 또 한 세트의 헤드라이트를 켜고 행렬에 합류했다.

거울

⋮

우리는 회진 후에 그녀에게 간다. 그녀는 밤새 기다렸다. 나는 이제 막 왔다.

인턴이 그녀에 대해 말해 준다. 그녀는 파티 후에 어떤 남자에게 깨진 병으로 얼굴을 베였다. 심각한 열상이다. 하지만 인턴은 괜찮다고 생각한다.

그래서 나는 그와 함께 그녀가 기다리고 있는 곳으로 간다.

그녀는 젊고, 북미 원주민이며 약간 몸집이 있다. 완전히 지쳐 보인다.

그녀의 왼쪽 뺨에는 15센티미터는 되는 들쭉날쭉 벌어진 상처가 눈부터 거의 입까지 나 있다. 더 이상 피는 나지 않는다.

상처 안에 노란 구슬 모양의 지방이 보인다. 그녀의 뺨은 붓고 멍이 들었다. 피부가 달랑거린다. 그녀의 한쪽 눈은 상처 위에서 나를 바라본다. 갈색에 맑고, 손상되지 않은 듯하다.

나는 내 소개를 한 뒤 자리에 앉고, 우리는 이야기를 조금 나눈다. 그녀가 말할 때 달랑거리는 피부가 흔들린다.

나는 그 사연을 이미 알고 있다. 술, 말다툼, 유난한 어둠.

그녀의 셔츠와 머리에 피가 묻어 있었다. 피는 말랐다. 나는 그녀에게 강간을 당했는지 물어본다. 표현을 달리하긴 했지만.

"아뇨." 그녀가 말한다. "그 사람이 그냥 병으로 나를 그은 거예요."

"그 사람이 남자 친구인가요?"

그녀는 고개를 끄덕이며 인정한다.

"전에도 그런 적이 있습니까?"

그녀는 망설인다.

"이 정도로 심하진 않았어요."

그녀는 울지 않는다. 차분하고 냉철하고 고요하다.

아침에는 바빠진다.

· · ·

나는 인턴에게 상처 봉합 경험이 얼마나 되는지 물어본다. 나는 질문하기 전에 이미 답을 알고 있다.

"몇 번 해봤습니다." 그가 말한다. "아마 대여섯 번 정도."

이런 상처는 봉합하는 데 시간이 오래 걸린다. 전화벨이 울린다. 호출기가 울린다. 진료를 할 다른 환자들, 더 긴급한 환자들이 있다. 그래서 그녀가 기다렸던 것이다. 그녀의 상처 정도는 기다려도 되는 것이기 때문에.

인턴이 이 상처를 봉합하게 둘 순 없다. 그녀는 20대 초반의 젊은 여성이다. 흉터가 그녀를 기다리고 있다. 그 흉터를 평생 가져가게 될 것이다. 그녀가 여든 살이 되어도 거울 속에 있을 것이다. 흉터는 내가 죽고 잊혀진 후에도 오래도록 그 자리에 남아 있을 것이다.

나는 준비하면서 그런 생각을 하고 기사에게는 그녀에게 마취를 하고 상처 부위를 세척한 뒤, 열상 트레이와 장갑, 봉합용 실을 가져다 달라고 부탁한다.

젊을 때는 이 일이 자기 자신보다 더 오래갈 거라고 생각하지 않는다. 열상을 유산이라고 생각하지 않는다.

. . .

기사는 자신의 일을 잘 해냈다. 그녀는 머리를 약간 한쪽으로 돌린 채 들것에 똑바로 누워 있다. 그녀가 눈을 깜박인다. 상처는 깨끗하고 충격적이다. 이제 출혈이 조금 있다. 나는 주의 깊게 유리 조각을 찾아보지만 한 조각도 보이지 않는다.

내가 서서 그녀 쪽으로 몸을 구부리면 내 등이 아플 것임을 안다. 그래서 나는 그녀 옆에 앉는다. 옆 테이블에 놓인 열상 트레이를 연다. 장갑을 낀다. 트레이에서 무균 천을 꺼낸다. 중앙에 구멍이 있는 하얀 천이다.

나는 천으로 그녀의 얼굴을 가린다. 상처는 중앙에 있는 구멍 자리에 있다. 천 위치를 조정해 그녀의 입이 가려지지 않도록 한다. 나는 그녀가 수월하게 숨을 쉬면서 가만히 누워 있기를 바란다.

"괜찮으신가요?" 내가 묻자 그녀는 천 아래서 고개를 끄덕인다. 그녀의 두 눈은 눈가리개를 한 것처럼 덮여 있다.

"좋습니다. 가만히 누워 있어요. 손을 뻗어서 아무것도 만지지 마세요. 필요할 때 멈추라고 얘기하시면, 멈출 겁니다. 느껴지세요?"

나는 상처의 가장자리를 바늘로 건드린다. 아주 약간의 피가 새어 나왔다. 하지만 그녀는 움직이지 않는다.

"아뇨."

그래서 나는 시작한다.

. . .

내가 사용하는 봉합실은 아주 가늘다. 상처가 얼굴에 있기 때문이다. 내가 성형외과 의사는 아니지만, 지금껏 아주 많은 상처를 봉합했다. 수백 개의 상처를 봉합했다.

대체로 당신은 빠르다. 대체로 그렇게 조심할 필요가 없다. 몸은 상처를 치유한다. 문제는 치유가 아니다. 흉터다.

내 눈은 예전만큼 좋지 않다. 원래 근시인데, 갑자기 원시도 약간 생겼다. 아직 이중 초점 안경이 필요하진 않다. 하지만 곧 그렇게 될 것 같다.

그래서 나는 실을 보기 위해 상처를 정확한 거리에 두어야 한다. 실은 속눈썹만큼 얇다. 그 거리에서 내 나이를 느낄 수 있다. 한때는 거리를 전혀 두지 않아도 되었기 때문이다. 머리 위 조명이 비추고 은색 니들 드라이버가 반짝인다. 손이 떨리지만 아주 살짝, 겨우 눈에 보일 정도이다. 바늘은 가장 희미한 초승달이다.

상처를 봉합하는 일은 명상이 될 수 있다. 상처를 봉합하는 일은 아름다울 수 있다. 봉합에는 리듬이 있다. 특히 상처가 클 경우에는 더 그렇다. 당신은 바늘 끝을 천천히 안으로 넣는다. 바늘은 구부러져 있다. 손목을 둥글게 말고 다른 쪽 피부에서 솟아오르는 볼록 나온 부분을 찾는다. 그때 손목을 살짝 꺾으면 반짝이는 바늘 끝이 튀어나온다. 그러면 니들 드라이버를 놓고 그 끝을 잡는다. 바늘을 빼면서 파란 필라멘트를 따라 다시 손목을 굴려 곡선을 그리며 움직인다. 매듭을 묶는다. 실 끝을 자른다. 바늘을 다시 집는다. 작은 구멍에서 피가 조금씩 솟는다.

신중하게 할 경우, 매듭을 묶기 전에 실을 함께 잡아당긴다. 그러면 피부의 가장자리가 한곳에 모인다. 위치를 고려해서 결정한다. 때로 너무 깊게 들어가거나, 충분히 깊게 들어가지 않기도 한다. 때로 한쪽은 상처 가장자리 너무 가까이에 있고 다른 쪽은 너무 멀리 있다. 그래서 매듭을 묶지 않는다. 실을 풀고 다시 시작한다. 그래서 시간이 더 오래 걸린다.

당신은 정확하고 위엄 있는 진행을 위해 질서를 찾고 있다. 상처가 부드럽게 모아지기를 원한다. 가장자리가 서로 약간씩만 올라가기를 바란다. 매듭을 너무 꽉 묶으면 안 된다. 하지만 그러면서도 충분히 단단히 묶기는 해야 한다.

수백 개의 상처를 봉합한 사람이라면 이런 것들을 감지하게 된다. 딱히 생각을 거치지 않는다.

하지만 그날 나는 그녀에 대해 생각을 해본다. 그 술병에 대해, 그 남자가 그녀를 베는 모습을 떠올려본다. 나는 내가 그녀에게 온전히 최선을 다하려고 노력하고 있음을 깨닫는다.

. . .

그녀가 가려워한다. 나는 멈추고 양손을 들어 올린다.

"됐습니다." 내가 말하자 그녀는 머뭇거리며 천 아래에서 손을 뻗어 코끝을 긁는다.

"거의 반쯤 끝났어요." 내가 말하면 그녀는 고개를 끄덕인다. 내가 그녀에게 필요한 경우 말고는 말하지 말라고 했기 때문이다. 나는 그녀의 눈과 가까운 곳을 봉합하고 있다. 주의를 집중해야 한다. 이 부분을 설명했다. 그래서 그녀는 조심한다. 그녀 또한 최선을 다하고 있다.

윤기 있고 검은 머리칼이 천 아래에서 시트 위로 흘러내린다.

나는 계속한다. 리듬을 다시 찾는다. 바지 뒷주머니에서 전화벨이 울리고, 나는 무시한다.

나는 레지던트들과 학생들이 나를 기다리고 있다는 것을 안다. 차트가 점점 쌓이고 있고 우리가 점점 뒤처지고 있다는 것을 알고 있다. 하지만 나는 시급하다고 느끼지 않는다. 전혀 신경 쓰지 않는다.

한 땀 한 땀, 파란 매듭 하나 하나, 상처는 한곳으로 모인다. 주변 조직이 멍들어서 더 어려운 작업이다.

나는 그녀와 너무 가까이 앉아 있어서 우리 숨결이 둘 사이에서 섞인다. 하지만 나는 그녀의 존재를 거의 의식하지 않는다. 오로지 봉합선과 그 사이의 간격만 생각하고 있다.

. . .

드디어 끝났다. 나는 니들 드라이버를 트레이에 내려놓았다. 등이 뻐근하다. 몇 분이나 지났는지 모르겠다. 그녀의 얼굴에서 천을 들어 올리자, 그녀가 조명 아래서 눈을 깜박인다.

"좋습니다." 내가 말한다. "약간 씻어낼 거예요."

나는 식염수와 과산화수소수에 적신 하얀 거즈 패드를 사용한다. 그녀가 눈을 감고 누워 있는 동안 나는 그녀의 뺨을 씻어낸다. 아주 작은 구멍들에서 피가 솟았다. 과산화수소수는 혈액과 만나면 거품을 낸다.

거즈 패드는 아이에게 사용해도 될 만큼 부드럽다. 나는 거즈로 그녀의 뺨을 닦아 말린다. 나는 그녀의 아버지뻘이다. 나이를 먹을 만큼 먹었다. 나는 일어서서 몸을 돌려 모든 장비를 의료 폐기물 수거함에 넣는다.

그녀는 내 뒤에 있는 들것에 앉아 있고, 나는 다시 그녀 쪽으로 돌아선다. 처음으로 멀리서 그녀를 본다.

잠시 후면 사회복지사가 올 것이다. 잠시 후면 우리는 경찰에 신고하고 싶은지, 데려다줄 사람이 있는지, 함께 있을 사람이나 갈 만한 안전한 곳이 있는지 물어볼 것이다. 그녀에게 소견서, 진단서를 줄 것이고 지시 사항을 전달할 것이다. 그런 다음 그녀를 집으로 돌려보낼 것이다.

그 남자가 그녀를 공격한 뺨은 붓고 까맣게 되었다. 하지만 상처는 사라졌다. 그 자리에는 그녀의 바깥쪽 눈가에서부터 윗입술까지 아주 작은 파란 봉합선이 있다. 내가 다시 그렇게 할 수 있는 것처럼 좋아 보인다. 그것들은 누구도 내게서 절대 빼앗아 갈 수 없는 것처럼 보인다.

그녀는 손을 뻗어 자신의 뺨을 만진다.

"거울 있으세요?" 그녀가 묻는다.

시간

:

그들은 이제 나를 보고 놀라지 않는다. 내가 병실로 들어가도 눈이 휘둥그레지지 않는다. 나는 내 인생이 지나가는 것을 느낄 수 있다.

"하일러 박사입니다." 내가 말한다. "제가 지도의사입니다. 괜찮으시다면 말씀 좀 나누고 싶습니다."

그래서 나는 레지던트가 그들을 이미 본 후에 같은 질문을 다시 한다.

환자들은 이따금 짜증을 낸다.

"같은 얘기를 몇 번이나 해야 하죠? 방금 다른 의사한테 얘기했는데요. 꼭 다시 얘기해야 하나요?"

"네, 해주셔야 합니다." 내가 말한다.

환자들의 이야기가 바뀌기 때문에 나는 직접 물어본다. 때때로 내가 듣고 보는 것이 같지 않기 때문에 물어본다.

이 반복에는 안전성이 있다. 각각의 이야기는 그래프에서 하나의 점이다. 각각의 검사도에서 하나의 점이다. 우리는 선을 그리고 있다. 그 선이 길을 알려줄 것이다.

하지만 환자에게 이를 설명할 수 없다. 그들은 결코 이해하지 못할 것이다.

· · ·

총상, 허벅지 근육을 살짝 스치고, 다른 곳은 전부 피해 갔다. 푸른 구멍 두 개, 양쪽 다리를 타고 흘러내리는 작은 물줄기 같은 피. 그는 젊고, 걸어 들어왔다. 9밀리 권총. 파티.

"운이 좋은 겁니다." 내가 말하니 그는 괜찮기 때문에 고개를 끄덕인다. 상처가 며칠 안에 아물고 몇 주간 아플 테지만, 그게 다. 총알이 뚫고 지나가서 부위가 확장되지는 않았다. 갱단들의 값싼 탄약, 차에 탄 아이들의 값싼 탄약.

우리는 그의 허벅지를 흰 거즈로 감싼다. 그는 우리에게 감사를 표하고 우리가 그에게 준 목발을 한 손에 들고 걸어 나간다. 다리를 아주 살짝 절뚝거릴 뿐이다.

이런저런 일이 있다고 나는 생각한다.

· · ·

외상 호출기가 울리지만 아무것도 아니다. 머리에 열상을 입은 술 취한 사람. 우리는 그를 흔들고, 외상 팀을 돌려보낸다. 그는 깨어 있고, 이야기를 하고 있고, 외상 팀이 필요하지 않기 때문이다.

어린 시절, 내 꿈들은 원대하고 일관성이 없었다. 그 꿈들에 대한 나의 믿음은 모호했다. 하지만 나는 꿈들이 그만의 힘으로 나를 앞으로 끌어당기는 것을 느꼈다. 무엇을 위한 힘인가, 나는 확신이 없었다. 누구를 위한 힘인가, 확신이 없었다.

그녀는 늙고 쇠약하며 무슨 말인지 모르게 떨리는 목소리로 말한다.

"요로감염증인 것 같습니다." 레지던트가 말한다. "하지만 카테터 삽입을 해야 할 거예요."

"그래요." 내가 말한다. "그럼 카테터 갑시다."

그래서 그들은 그렇게 한다. 그녀는 울부짖으며 가느다란 잿빛 팔을 내젓는다. 그녀는 지시에 따라 소변을 보기에는 너무 혼란스러웠고, 어쨌거나 걷지 못한다. 기저귀를 차고 있고, 93세이다. 요양원에서는 열 때문에 그녀를 병원으로 보냈다.

· · ·

내가 왜 인생을 이런 식으로 보냈을까 생각해 본다. 이것은 내가 가지 않을 법한 길이었다. 하지만 각각의 삶은 어떤 식으로든 살아져야 한다. 우리는 멈출 수도, 기다릴 수도 없다. 주어진 인생을 다 살아내야 한다.

그런 질문들을 하기엔 너무 늦었다. 한쪽으로 치워두자. 그리고 두 눈을 들어 앞을 내다보자. 이 안에는 자유가 있고, 명료함이 있다. 당신은 끝을 볼 수 있다. 하지만 시작 또한 볼 수 있다. 오른손에는 아버지가, 왼손에는 아들이 있다.

"환자분 준비됐습니다." 기사 랜디가 나에게 말한다. 그녀의 눈은 갈색이고, 그녀는 나를 보고 일부러 눈을 깜박인다. 이건 우리가 하는 장난이다.

나는 웃으며 그를 보러 간다. 술에 취해 머리에 열상을 입은 환자이자, 앞서 처치실에서 우리가 흔들어 깨운 사람이다. 그는 코를 골고 있다.

그녀는 환자의 베인 상처 주변 머리카락을 다듬고 씻어냈다. 마취된 상태다. 나는 장갑을 끼고 상처를 살펴보았다. 면봉이 깊숙이 들어가자 갑자기 우물 바닥에서 노랗고 흰 뼈가 보인다. 나는 손가락 끝으로 골절 부위를 찾아보려 하지만, 두개골 표면은 매끄럽고, 머리 CT도 정상이었다.

두피의 흉터는 중요하지 않기 때문에 나는 상처를 스테이플러로 고정한다. 이렇게 하는 데는 10초 정도가 걸린다. 일곱 개의 스테이플은 모두 깔끔하고 정확하게 된 듯하다. 나는 일회용 스테이플러를 쓰레기통에 버리고 장갑을 벗는다.

그의 검은 머리 속 두피에는 불규칙한 스테이플 자국이 검붉게 엉겨붙은 피와 섞여 빛난다. 이거면 충분하다. 그는 계속 자고 있다.

...

　너무 냉철한 시선으로 바라보면, 바라보는 온도가 0에 가까우면, 모든 것이 들여다보이고 모든 것이 똑같아 보인다. 이 삶, 아니면 다음 삶. 이 남자, 아니면 다른 남자. 이 여자, 아니면 다른 여자. 이 아이, 아니면 다른 아이. 하지만 모든 것이 같지는 않고, 우리는 그 사실 또한 알아야 한다.

　내과 팀은 호출에 또 답이 없다. 그래서 나는 그들이 있는 방으로 직접 간다. 그들은 밤새 녹초가 되고 패배한 모습으로 컴퓨터 위로 몸을 숙인 채 앉아 있다. 내과 팀 중 단 두 명만이 있다. 그들은 뒤처지지 않으려고 애를 쓰고, 때로는 무력감에 압도당하기도 한다. 호출기가 그들의 뒷주머니에서 울리고, 그들은 버튼을 눌러 무시한다. 그들은 우리가 결국 그들을 찾으러 올 것을 안다.

　"호출 좀 받으시죠." 내가 말한다. 이런 상황이 지긋지긋하기 때문이다. 호출하는 것이 내 일이듯, 응답하는 것은 그들의 일이다. 지치고 패배자가 된 기분인가? 나는 이렇게 말할지도 모른다. 글쎄, 그건 아니지. 당신은 그냥 피곤한 거야. 일은 곧 끝날 거고.

　그들은 나를 쳐다본다. 그들의 분노가 보인다. 젊은이들은 권위의 노골적인 표현에 익숙하지 않다. 좋아하지 않는다. 그들은 내가 그들에게 이래라저래라 말할 수 없다고 여긴다. 내가 그들 나이였던 과거와는 다르다. 상관없다. 나는 그들의 입장이 어떤지 이해한다. 하지만 그럼에도 그들은 여전히 대답을 해야 하고, 모두가 이걸 알고 있다.

. . .

나도 안다. 곧 그만둬야 한다는 것을. 얼마나 오래가 될지는 나도 말할 수 없다. 나에겐 시간이 있다. 몇 년이 더 남았다. 하지만 이제 떠날 날이 멀지는 않다.

그는 피를 토하고 있지만 양이 많지는 않다. 몸을 바들바들 떨고 있다. 어떤 상황이 있었을지 눈앞에 다시 그려진다. 빈 병. 어쩐 일인지 약간의 돈이 생겨 들어간 하룻밤을 지내기 위한 모텔 방.

때때로 나는 내 인생의 피비린내 나는 순간들을 그와 같은 사람들에게 할애했다고 생각한다. 그것은 상대와 나 모두에게 비극처럼 느껴진다. 다른 때는, 내가 제대로 된 세상에서는 해야 할 일들을 제대로 안 하고 있다는 생각을 한다. 쓸어야 할 바닥, 닦아야 할 그릇들, 요리해야 할 음식, 지어야 할 집에 대해, 그 밖에 모든 기타 등등에 대해 생각한다.

그래서 나는 그를 소생실로 옮기지 않는다. 의국 옆, 지금 있는 곳에 두고 약을 주고 들여다본다. 얼마 후 그는 구토를 멈추고 심박수는 내려간다.

"중환자실로 옮길 필요는 없을 것 같습니다." 레지던트가 말한다.

나는 동의한다.

· · ·

그때 해가 뜨고, 회진할 시간이다. 새 팀이 왔다. 그중 몇몇은 샤워로 머리카락이 축축하게 젖어 있고, 몇몇은 커피 향을 풍긴다. 그들 모두에게서 신선한 공기 냄새가 난다.

그들은 우리보다 더 예리하다. 그들의 질문이 더 낫다. 우리는 피곤하다. 이가 약해지는 기분이고 허리는 쑤신다. 내 뺨에는 몇 밀리미터 정도 까칠하게 자란 수염이 있는데, 그냥 자라게 두면 희게 될 것이다.

우리는 명단을 인쇄해서 나눠준다. 그런 다음 하나씩, 계획별로, 이야기별로 시작한다. 명단에는 적어도 30명의 이름이 있다.

너무 쉽게 깜박한다. 너무 쉽게 사실을 흘려보낸다. 그래서 나는 마치 하나하나가 시험에 나오는 문제인 것처럼 마음을 가다듬고 이름에 집중한다. 몇 년 전에는 할 수 있었다. 지금도 여전히 할 수 있다. 머릿속에 저장할 수 있다. 검사 결과, 연구 결과 등등. 하지만 나는 노트를 더 많이 활용한다. 예전에는 노트를 사용하지 않는 것이 나에겐 작은 자랑거리였다. 노트를 사용하지 말라. 노트를 사용하면 기억하지 못한다. 기억할 것들을 의식하라.

물론, 무의식 속에 입력이 되기도 한다. 입력된 것들은 거기 무의식 속에 남아 각자 할 일을 한다. 이건 내가 완전히 이해하지 못했던 부분이다.

새로 온 주치의는 항생제가 투여되고 있었는지 묻는다.

"그럴 겁니다." 나는 대답을 하고 레지던트를 쳐다본다. 그가 컴퓨터로 확인한다.

"죄송합니다." 그가 말한다. "제 실수입니다." 그는 항생제 투여를 지시한다.

하지만 그건 내 실수이기도 하다. 내가 잡아냈어야 한다. 그게 내 일이니까. 그건 전혀 복잡한 일이 아니다. 체크 박스를 확인하고 또 확인하는 일이다. 레지던트는 열심히 일해 왔다.

"미안합니다." 내가 새 주치의에게 말한다. 그는 이 일을 나에게 불리하게 이용할 수도 있고, 아닐 수도 있다. 시간이 흐른다.

"괜찮습니다." 그가 말한다. "바쁜 밤인 거 같네요."

사실 그날은 평범한 밤이었다. 그렇게 바쁘지 않았다. 하지만 아무도 죽지 않았고, 아무도 집에 돌아가 죽지 않았다고 생각한다.

. . .

이제 나는 바깥에 나와 있고, 햇빛이 나를 비춘다. 내 몸이 반응하는 것이 느껴진다. 나는 선글라스를 낀다. 해가 하늘에

낮게 걸려 있다.

길을 건넌다. 내 앞 아스팔트 길 위의 모든 알갱이가 보이는 것처럼 느껴진다. 잔디밭을 가로질러 버스 정류장을 지나, 그늘 진 곳에서 내 차가 기다리고 있는 주차장으로 걸어간다.

차에 올라타 시동을 걸고 손에 입김을 불며 잠시 기다리자 이내 라디오가 켜진다. 나는 차고를 빠져나와 동쪽으로 향하는 거리로 나간다.

뉴멕시코의 겨울 햇볕은 숨이 턱 막힐 정도다. 이곳에서는 해가 떠오를 때 운전하면 위험하다. 해가 들어오게 두면 하얗고 뜨거운 빛으로 차 앞 유리를 온통 채울 것이고, 거울에 닿으면 그 힘으로 앞이 보이지 않게 할 것이다. 나는 차를 세우고 시야가 분명히 확보될 때까지 기다리기를 여러 번 반복해야 했다. 하지만 나는 집에 가고 싶어서 손을 들어 눈을 가리고 계속 간다. 내가 돌아갈 모퉁이까지 가고 싶다.

우리 집은 병원에서 가까운 거리에 있다. 나는 이 미스터리한 도시에서 25년을 살았다. 내가 이 길을 마지막으로 운전해 갈 때 아무도 나를 돌아보지 않으리란 것을 알고 있다. 나는 그냥 떠난 사람이 될 것이다. 내 이전의 수많은 다른 이들처럼, 그리고 앞으로 올 수많은 이들처럼. 이렇게 인정하고 나면 일종의 위안이 된다. 삶은 우리 안에서 계속 파문을 일으키고, 계속 이어지기에 익명에 대한 해방감이 있다. 젊었을 때는 이것을 이해하지 못했다.

신호등에서 좌회전을 한 다음, 거리를 따라 내려가면서 새로 생긴 버스 정류장과 임차료가 오르면 문을 닫고 내리면 다시 문을 여는, 몇 달마다 바뀌는 듯한 식당과 상점을 지난다.

우회전, 좌회전, 다시 우회전을 해서 거리로 나간다. 소박한 집들을 하나씩 지나쳐 우리 집 진입로로 들어간다. 역시 소박한 집이다. 나 또한 이 집을 택했다. 사치는 나와 어울리지 않기 때문이다.

차고 문이 열려 있고, 새 차가 예열되면서 배기가스 기둥이 솟아오른다. 그들은 늦었다. 나는 그들이 진작 나간 줄 알았다. 하루가 이미 시작됐기 때문이다.

나는 진입로에 차를 세우고 멈춘다. 몸이 뻐근하고 피곤하지만 깨끗한 시트와 조용하고 어두운 방이 나를 기다리고 있다.

집의 현관문이 열리고, 나는 차의 시동을 끈다. 사랑하는 아들이 거기 서 있다. 책가방을 메고 문간에 서서 집 안을 들여다보고 있는데, 나를 보지 못했다. 아들은 옅은 갈색 머리에 파란 눈, 네모난 어깨를 가졌다. 더 이상 어린아이가 아니다. 자기 엄마보다도 키가 크고, 곧 나와도 어깨를 나란히 하게 될 것이다. 아들은 엄마를 기다리고 있다. 아내는 아들을 데리고 학교에 간다. 아들의 기억력은 지금 내 기억력보다 더 낫다. 일련의 숫자들을 보고 기억할 수 있다. 나도 한때는 할 수 있었다.

아침의 차가운 공기 속에서 아들의 숨결이 보인다.

감사의 말

이 책을 쓰는 데 많은 도움을 주신 분들께 감사의 말을 전한다. 크리스 배넌, 더글라스 바인더, 윌 블라이드, 헬레나 브랜데스, 로라 브로디, 제니퍼 브로코우, 짐 플레밍, 짐 갈런드, 엘리자베스 해더스, 데크 하일러, 마리나 하일러, 킴벌리 마이어, 마이클 먼지로, 홀브룩 로빈슨, 케네스 로젠, 그리고 데이비드 스클라.

특히 오랜 시간 동안 지속적인 지원을 아끼지 않고 해준 편집자 제니퍼 바스와 에이전트 마이클 칼라일에게 깊은 고마움을 표한다.

이 책의 대부분이 쓰인 맥도웰 콜로니 레지던시와 시작을 열어준 야도 코퍼레이션에 각별한 감사의 마음을 전한다.

마지막으로 내가 의사로서의 삶을 살아온 뉴멕시코대학교 의과대학 응급의학과에 고마움을 표하고 싶다.

아래 각각의 이야기는 변형된 형태로 다음의 출판물에 실렸다.

《아메리칸 스콜라The American Scholar》: 「잠든 사람」「강의 소년」

《바이라이너Byliner》: 「결혼식」

《컬럼비아: 문학과 예술Columbia: A Journal of Literature and Art》: 「착한 아들」

《뉴욕 데일리 뉴스New York Daily News》: 「전쟁」「총기 쇼」

《토닉/바이스TONIC/VICE》: 「방문객」「말」

   이 책은 논픽션이지만 환자의 비밀보호 유지를 위해 세부 사항은 변경하였다.

옮긴이의 말

1

1990년 후반, 미국 뉴멕시코주 앨버커키의 한 젊은 의사는 팽팽한 긴장감이 도는 응급실에서의 경험을 담은 회고록을 출간한다. 강렬하고 시적인 비네트Vignette(특정한 사람·상황 등을 분명히 보여주는 짤막한 글·행동)로 표현된 『낯선 자들의 피The Blood of Strangers: Stories from Emergency Medicine』는 많은 이들의 사랑을 받았다. 그로부터 20여 년이 흘러 25년 차 응급실 의사가 된 그는 같은 자리에서, 한층 깊고 예리해진 중년 의사의 눈으로 응급실의 긴박한 시간들을 묘사한다.

프랭크 하일러는 『아무도 죽지 않은 밤』에서 총 30개의 장을 통해 인간의 존재, 삶과 죽음, 고통과 은총, 희망과 절망에 대한 이야기를 다룬다.

정교한 언어와 치밀한 이야기 구성에는 오차를 허용하지 않는 냉철함과 적확함을 중요한 덕목으로 여기는 저자의 직업 정신이 고스란히 묻어난다. 간결하면서도 섬세한 문장들이 모여 만들어내는 이미지는 놀라울 정도로 생생하다. 마치 오감을 자극하는, 잘 짜인 영화 한 편을 보는 듯하다. 또한 의도된 모호성과 알 듯 모를 듯한 은유는 수수께끼를 풀어 퍼즐을 맞춰 나가듯 독자에게 호기심과 집중력을 불러일으킨다.

그러나 하일러의 글이 빛나는 가장 큰 이유는 응급실 너머의 이야기를 담고 있기 때문이다. 그는 응급실에서 목격하거나 직접 겪은 현대 사회의 냉혹하고 잔인한 현실을 여과 없이 드러내면서 동시에 친절과 연민, 회복력이라는 인간의 본성에 대해서도 말한다. 현실이 어떠하든 인류에 대한 희망을 잃지 않는 저자의 휴머니즘을 엿볼 수 있는 대목이다. 어쩌면 저자가 이 책을 통해 독자에게 전하고자 하는 메시지는 단순한 진리일지 모른다. 삶은 고통이라는 것! 누구나 살면서 아픔을 겪게 된다는 것! 하지만 그런 삶 속에서도 희망을 잃지 않고 고통에서 또 다른 삶의 의미를 찾아내는 존재가 바로 '인간'이라는 것을 말이다.

2

코로나가 전 세계적으로 기승을 부린 지도 2년이 다 되어 간다. 매일 보도되는 확진자 수, 사망자 수, 백신 접종률 등등의 숫자들. 수치화해 전해지는 생生과 병病과 사死에 우리는 점점 무뎌진다. 일상화된 아픔, 개인주의의 극대화. 타인의 고통에 무감각해진 시기, 혹은 시대. 그러나 "각각의 삶은 어떤 식으로든 살아져야"(「시간」) 하기에 우리는 마지못해 흘러가듯 살아간다.

작고 얕은 사고의 프레임에 갇혀 부유하듯 살아내고 있었다고 하면 과장일까. 그러던 중 운명과도 같이 이 책을 만났다. 촌각을 다투는 응급실 이야기보다 옮긴이의 마음을 더 묵직하게 울린 것은 타인의 죽음과 고통 앞에서 흔들리고 눈물을 보이는 의사의 모습이었다. 후배 의사의 눈물에 저자는 "마음이 쓰인다는 것은 좋은 신호"라고 말한다.

차갑고 감정이 최대한 배제된 듯한, 때로 냉철함과 거리 둠이 미덕인 응급실, 그 응급실에서 일하거나 거쳐 간 이들의 이야기에는 아이러니한 뜨거움이 공존한다. 이는 아마도 인생 여정의 중반에 서 있는 한 인간으로서 의사가 느끼는 소회와 연민, 인간애가 반영된 결과인 듯하다. 그리고 이것이 『아무도 죽지 않은 밤』이 현재의 수상한 시절을 살아내고 있는 우리에게 비추는 눈부시게 환하고 강렬한 빛이 아닐까. 이 책이 우리가 잊어가던 인간성과 존재의 본질을 환기시키는 메신저 역할을 해주기를 바라본다.

아무도 죽지 않은 밤

삶과 죽음의 경계에서 살아가는 한 응급실 의사의 투명한 시선

초판 1쇄 발행 2022년 2월 5일

지은이 프랭크 하일러
옮긴이 권혜림

편집 강소영
디자인 이수정
제작 공간

펴낸이 이진숙
펴낸곳 지식서가
출판등록 2020년 11월 18일 제2020-000158호
주소 서울시 영등포구 경인로 775 에이스하이테크시티 2동 1201-106호
전화 0502-413-0345
팩스 02-6305-0345
이메일 ideashelf@naver.com
블로그 blog.naver.com/ideashelf
인스타그램 instagram.com/ideashelf_publisher

ISBN 979-11-975483-1-4 03510